365 Affermazioni Giornaliere per gli Anziani 2025

Saggezza semplice e promemoria gentili per portare gioia in ogni nuovo giorno

Juda Brooks

Sommario

Introduzione

Mentre viaggiamo attraverso la vita, ogni fase porta nuove opportunità di crescita, saggezza e riflessione. Negli anni da senior, il ritmo della vita può rallentare, ma il potenziale di gioia, soddisfazione e connessioni significative rimane abbondante. Questo libro è progettato per essere un compagno per la tua vita quotidiana, offrendo un gentile incoraggiamento, saggezza e affermazioni che celebrano la ricchezza di questa fase della vita. Che tu stia cercando conforto nei momenti di incertezza, motivazione per abbracciare nuove avventure o semplicemente un promemoria quotidiano della tua forza e saggezza, queste affermazioni ti aiuteranno ad attingere alla positività e alla pace che sono disponibili ogni giorno.

365 Affermazioni giornaliere per gli anziani 2025 è stato creato con amore e intenzione per portarti pace, gioia e un rinnovato senso di scopo. L'affermazione di ogni giorno è un piccolo passo verso la coltivazione di una mentalità di gratitudine, autocompassione e realizzazione. Abbracciando queste riflessioni quotidiane, scoprirai che la gioia non è qualcosa di distante ma qualcosa che esiste nel momento presente, in attesa di essere scoperta.

Benvenuto al tuo anno di gioia e affermazioni

Benvenuti ad un anno di gioia, riflessione e incoraggiamento quotidiano! Questo libro è progettato per essere la tua fonte di energia positiva, offrendo 365 affermazioni, una per ogni giorno dell'anno, che ispirano speranza, gratitudine e forza. Queste affermazioni sono semplici ma potenti e ti ricordano la bellezza della tua vita, la saggezza che hai acquisito e il potenziale di gioia in ogni giorno.

Durante tutto l'anno, esplorerai temi come la gratitudine, la resilienza, il coraggio e l'amor proprio, tutti su misura per incontrarti nel punto in cui ti trovi nel tuo viaggio. Sia che tu stia iniziando la giornata con queste affermazioni o concludendo la serata con una riflessione pacifica, scoprirai che ogni messaggio è un invito a vivere con maggiore gioia, consapevolezza e apprezzamento.

Questo libro ci ricorda che, non importa dove ti trovi nella vita, c'è sempre un'opportunità per coltivare un senso di scopo e pace. Attraverso le affermazioni quotidiane, ti riconnetterai con la tua forza interiore, abbraccerai la semplicità delle gioie della vita e scoprirai nuovi modi per portare significato e felicità nella tua routine quotidiana.

Come usare questo libro per l'incoraggiamento quotidiano

La bellezza delle affermazioni sta nella loro semplicità. Concentrandoti su un singolo pensiero positivo ogni giorno, puoi lentamente ma inesorabilmente riformulare la tua mentalità e invitare più gioia, pace e gratitudine nella tua vita. Ecco come puoi ottenere il massimo da questo libro:

1. **Inizia o termina la giornata con un'affermazione**: Sia che tu inizi la giornata leggendo l'affermazione della giornata o riflettendo su di essa prima di andare a letto, queste parole ti aiuteranno a dare un tono positivo alla tua giornata o a concludere pacificamente la notte.

2. **Rifletti sull'affermazione**: Dopo aver letto l'affermazione di ogni giorno, prenditi un momento per riflettere su cosa significa per te. Come risuona con la tua esperienza attuale? Potresti scegliere di meditare sulle parole, ripeterle durante il giorno o scrivere i tuoi pensieri in un diario.

3. **Abbina le affermazioni alla consapevolezza**: Mentre leggi la tua affermazione quotidiana, fai qualche respiro profondo e concentrati sul momento presente. La consapevolezza ti consente di assorbire completamente il messaggio positivo e di integrarlo nella tua mentalità.

4. **Usa le affermazioni come inizio di conversazione**: Se ti trovi in un contesto sociale o trascorri del tempo con i tuoi cari, valuta la possibilità di condividere l'affermazione della giornata e discutere cosa significa per te. Le affermazioni possono innescare conversazioni significative e approfondire le connessioni con gli altri.

5. **Abbraccia i temi settimanali**: Ogni mese, questo libro si concentra su un nuovo tema pensato per portare più gioia, pace e scopo nella tua vita. Prenditi del tempo per abbracciare questi temi, poiché ti guideranno nel coltivare una mentalità positiva e ti ricorderanno la tua forza e saggezza.

Integrando queste affermazioni nella tua routine quotidiana, scoprirai che diventano più che semplici parole su una pagina: diventeranno una fonte di ispirazione e una luce guida nella tua vita. Usa questo libro per ricordarti gentilmente che la gioia è sempre a portata di mano e che ogni giorno è un'opportunità per vivere con uno scopo e con gratitudine.

L'importanza delle affermazioni negli anni da senior

Invecchiando, la vita può portare nuove sfide, siano esse fisiche, emotive o sociali. Tuttavia, i nostri anni da senior sono anche un momento di grande saggezza, riflessione e crescita personale. Le affermazioni sono uno strumento potente che può aiutarci a superare questa fase della vita con grazia, resilienza e positività.

Le affermazioni sono affermazioni positive che aiutano a riformulare pensieri e credenze negative, sostituendoli con parole di incoraggiamento, speranza e gratitudine. Nei nostri anni da senior, le affermazioni possono essere particolarmente utili perché ci ricordano la nostra forza interiore, ci aiutano a concentrarci sulle benedizioni che abbiamo sperimentato e ci incoraggiano a continuare a crescere e ad apprendere.

Praticando le affermazioni quotidiane, puoi coltivare una mentalità di gratitudine e autocompassione, che può migliorare il tuo benessere generale. Le affermazioni ricordano dolcemente che sei degno di amore, gioia e pace, indipendentemente dall'età o dalle circostanze. Ti incoraggiano anche ad abbracciare nuove esperienze, a trovare un significato nei piaceri semplici della vita e a mantenere uno scopo mentre vai avanti.

Incorporare le affermazioni nella tua routine quotidiana può avere effetti profondi sulla tua salute mentale ed emotiva. La ricerca mostra che il dialogo interiore positivo può ridurre lo stress, migliorare l'umore e persino promuovere il benessere fisico. Mentre abbracci queste affermazioni, inizierai a vedere come possono trasformare la tua mentalità e portare più gioia nella tua vita quotidiana.

Coltivare una mentalità positiva e una gratitudine quotidiana

Una mentalità positiva è uno strumento potente che può migliorare la tua visione della vita e aiutarti ad affrontare le sfide con resilienza e grazia. Uno dei modi migliori per coltivare una mentalità positiva è attraverso la gratitudine quotidiana: prendersi il tempo per apprezzare le benedizioni, grandi e piccole, che riempiono la tua vita.

La gratitudine sposta la tua attenzione da ciò che potrebbe mancarti o da ciò che potrebbe essere difficile all'abbondanza che ti circonda. Quando pratichi quotidianamente la gratitudine, diventi più in sintonia con le gioie semplici della vita, che si tratti del calore del sole sul viso, di una conversazione significativa con una persona cara o del comfort di una casa accogliente.

Questo libro ti incoraggia a incorporare la gratitudine quotidiana nella tua routine abbinando affermazioni a momenti di riflessione. Dopo aver letto l'affermazione di ogni giorno, prenditi qualche minuto per riflettere su ciò per cui sei grato. Potresti scegliere di scrivere questi pensieri in un diario della gratitudine o semplicemente sederti in una tranquilla riflessione, riconoscendo le benedizioni che hanno plasmato la tua vita.

Concentrandoti costantemente sulla gratitudine, scoprirai che la tua mentalità diventa più positiva e pacifica. La gratitudine ti aiuta a superare gli alti e bassi della vita con maggiore resilienza e approfondisce il tuo apprezzamento per il momento presente. È una pratica che trasforma non solo la tua prospettiva ma anche il tuo senso generale di benessere.

Creare una routine mattutina delicata e gioiosa

Le mattine danno il tono al resto della giornata e una routine mattutina dolce e gioiosa può fare la differenza nel modo in cui vivi le ore a venire. Quando entri negli anni da senior, è importante dare priorità alle routine che nutrono sia il tuo corpo che la tua mente, aiutandoti a iniziare ogni giornata con un senso di pace e scopo.

La tua routine mattutina non deve essere complicata: in effetti, la semplicità è la chiave. Considera l'idea di incorporare i seguenti elementi nelle tue mattine per creare una routine che sia allo stesso tempo calmante ed energizzante:

1. **Inizia con un'affermazione**: Inizia la giornata con l'affermazione del giorno tratta da questo libro. Leggilo lentamente, rifletti sul suo significato e porta con te il suo messaggio positivo durante tutta la giornata.

2. **Movimento delicato**: Che si tratti di una breve passeggiata, di un leggero stretching o di qualche momento di yoga, il movimento delicato aiuta a risvegliare il corpo e la mente. Aumenta la circolazione, riduce la rigidità e dà un tono positivo per la giornata a venire.

3. **Consapevolezza o meditazione**: Prenditi qualche minuto per sederti in silenzio, concentrati sul respiro e centra i tuoi pensieri. La consapevolezza ti aiuta a iniziare la giornata con chiarezza e calma, permettendoti di affrontare ogni compito con intenzione.

4. **Nutri il tuo corpo**: Goditi una colazione sana che nutre il tuo corpo e ti dà energia per la giornata. Prendetevi del tempo per assaporare il vostro cibo, apprezzandone i sapori e le consistenze che apportano nutrimento e piacere.

5. **Esprimere gratitudine**: Prima di iniziare la giornata, prenditi un momento per esprimere gratitudine per le benedizioni della tua vita. Potresti scrivere in un diario della gratitudine o semplicemente riflettere su ciò per cui sei grato in questo momento.

Creando una routine mattutina che includa questi elementi, inizierai ogni giornata sentendoti con i piedi per terra, gioioso e pronto ad abbracciare qualunque cosa ti capiti. Una routine mattutina delicata e gioiosa non è solo una questione di produttività: riguarda nutrire il corpo, la mente e lo spirito in un modo che onori il tuo benessere e dia un tono positivo alla giornata.

Gennaio

Nuovi inizi e crescita personale

Tema: Abbracciare il cambiamento e la crescita

L'inizio dell'anno offre un'opportunità unica per abbracciare il cambiamento e ricominciare da capo. Questo mese ci concentreremo sulla crescita personale, utilizzando ogni giorno per riflettere su nuovi percorsi e opportunità di forza interiore.

Settimana 1: Accogliere il nuovo anno con speranza

Affermazioni quotidiane

Mercoledì 1 gennaio 2025

1. Oggi abbraccio il nuovo anno con speranza e ottimismo.
2. Sono aperto alle infinite possibilità che quest'anno porterà.
3. Ogni giorno è un nuovo inizio, pieno di opportunità di crescita.

Giovedì 2 gennaio 2025

1. Lascio andare il passato e mi avvio con fiducia al futuro.

2. Il mio cuore è pieno di gratitudine per i nuovi inizi offerti da quest'anno.

3. Sono entusiasta della crescita e delle esperienze che ci attendono.

Venerdì 3 gennaio 2025

1. Accolgo questo nuovo anno con la mente lucida e il cuore aperto.

2. Oggi scelgo di concentrarmi sui cambiamenti positivi che posso apportare.

3. Il mio potenziale è illimitato e sono ansioso di esplorarlo.

Sabato 4 gennaio 2025

1. Sono grato per l'opportunità di ricominciare da capo e creare un anno significativo.

2. Mi avvicino a quest'anno con gioia e senso di scopo.

3. Sono pronto ad abbracciare nuove sfide con coraggio e grazia.

Domenica 5 gennaio 2025

1. Quest'anno mi impegno per la mia crescita personale e il mio benessere.
2. Confido nella mia capacità di apportare cambiamenti positivi nella mia vita.
3. Sono entusiasta delle opportunità che mi aspettano quest'anno.

Lunedì 6 gennaio 2025

1. Abbraccio ogni nuovo giorno con speranza e gratitudine.
2. Oggi scelgo di concentrarmi sulle possibilità che quest'anno porterà.
3. Sto creando un anno di gioia, scopo e realizzazione.

Martedì 7 gennaio 2025

1. Confido nel processo di cambiamento e crescita.
2. Ogni giorno divento sempre più allineato con il mio vero sé.

3. Ho fiducia nella mia capacità di creare un anno significativo e appagante.

Suggerimento di riflessione settimanale:

Rifletti su come hai accolto il nuovo anno. In cosa speri di più? Quali piccoli passi puoi compiere questa settimana per cogliere le opportunità che ti si presentano?

Settimana 2: trovare la forza in ogni giorno

Questa settimana riguarda la scoperta della forza che hai dentro. Ogni giorno porta con sé una serie di sfide, ma offre anche la possibilità di diventare più forti e resilienti.

Affermazioni quotidiane

Mercoledì 8 gennaio 2025

1. Sono forte e capace di superare qualsiasi sfida.
2. Ogni giorno è una nuova opportunità di crescita e la abbraccio pienamente.

3. Confido nella mia capacità di gestire qualunque cosa la vita mi offra.

Giovedì 9 gennaio 2025

1. Sono orgoglioso della forza che mostro nella mia vita quotidiana.
2. Ogni ostacolo che affronto mi aiuta a diventare più forte e più saggio.
3. Oggi scelgo di abbracciare la mia forza interiore e il mio coraggio.

Venerdì 10 gennaio 2025

1. Ho il potere di affrontare qualsiasi sfida con grazia e determinazione.
2. La mia forza sta nella capacità di andare avanti, qualunque cosa accada.
3. Confido in me stesso per trovare soluzioni ad ogni problema che incontro.

Sabato 11 gennaio 2025

1. Sono resiliente e supero ogni sfida che mi si presenta.
2. La mia forza è fonte di ispirazione, sia per me che per gli altri.
3. Ogni giorno divento più fiducioso nella mia capacità di gestire le sfide della vita.

Domenica 12 gennaio 2025

1. Sono radicato nella mia forza interiore, indipendentemente dalle circostanze.
2. Oggi scelgo di concentrarmi sui miei punti di forza e su tutto ciò che ho realizzato.
3. Confido di poter superare qualsiasi cosa la vita mi riservi.

Lunedì 13 gennaio 2025

1. Sono forte e posso affrontare le sfide della vita con coraggio.
2. La mia forza cresce ogni giorno mentre imparo e cresco.

3. Sono orgoglioso della resilienza che mostro di fronte alle avversità.

Martedì 14 gennaio 2025

1. Confido nella mia forza che mi guiderà nei momenti difficili.
2. Ogni sfida che affronto è un'opportunità per crescere e imparare.
3. Sono forte, capace e fiducioso in tutto ciò che faccio.

Suggerimento di riflessione settimanale:

Prenditi un momento per riflettere sulla forza che hai dimostrato questa settimana. Come hai gestito le sfide che si sono presentate? Cosa hai imparato sulla tua forza interiore?

Settimana 3: Nuovi percorsi e nuove avventure

Questa settimana riguarda l'abbracciare l'ignoto e trovare la gioia nell'esplorare nuovi percorsi e avventure. Ogni giorno offre l'opportunità di uscire dalla tua zona di comfort e crescere.

Affermazioni quotidiane

Mercoledì 15 gennaio 2025

1. Oggi sono aperto ad esplorare nuove strade con coraggio e curiosità.
2. Accolgo con favore nuove avventure che portano gioia e crescita nella mia vita.
3. Ogni passo che faccio mi porta verso nuove ed entusiasmanti opportunità.

Giovedì 16 gennaio 2025

1. Confido nel processo della vita e nelle nuove avventure che porta.
2. Oggi abbraccio l'ignoto con cuore e mente aperti.
3. Sono entusiasta delle nuove esperienze che mi aspettano.

Venerdì 17 gennaio 2025

1. Sono fiducioso nella mia capacità di affrontare nuove sfide.
2. Ogni nuovo percorso che intraprendo è un'opportunità per scoprire di più su me stesso.
3. Accolgo con favore nuove avventure che mi aiutano a crescere ed evolvermi.

Sabato 18 gennaio 2025

1. Sono impavido nell'esplorare nuove opportunità ed esperienze.
2. Oggi scelgo di uscire dalla mia zona di comfort e provare qualcosa di nuovo.
3. Sono entusiasta di vedere dove mi porteranno le nuove avventure.

Domenica 19 gennaio 2025

1. Confido che ogni nuovo percorso mi avvicinerà ai miei obiettivi e ai miei sogni.
2. Abbraccio nuove avventure con entusiasmo e gioia.

3. Sono orgoglioso del coraggio che dimostro nell'affrontare nuove sfide.

Lunedì 20 gennaio 2025

1. Sono aperto alle possibilità che derivano dall'esplorazione di nuovi percorsi.
2. Oggi scelgo di considerare ogni esperienza come un'opportunità di crescita.
3. Sono entusiasta del viaggio che mi aspetta e delle avventure che porterà.

Martedì 21 gennaio 2025

1. Confido nella mia capacità di affrontare nuove avventure con sicurezza.
2. Ogni giorno è una nuova opportunità per esplorare, imparare e crescere.
3. Accolgo nuovi percorsi con una mente aperta e un cuore coraggioso.

Suggerimento di riflessione settimanale:

Rifletti sui nuovi percorsi e avventure che hai incontrato questa settimana. Come sei uscito dalla tua zona di comfort? Cosa hai imparato da queste nuove esperienze?

Settimana 4: Abbraccia la tua saggezza ed esperienza

Questa settimana si concentra sull'abbracciare la saggezza che hai raccolto durante la tua vita. Mentre vai avanti, fai affidamento sulle esperienze che hai acquisito per guidarti attraverso nuove situazioni. Ogni giorno celebrerà la conoscenza e l'intuizione che hai guadagnato nel corso degli anni.

Affermazioni quotidiane

Mercoledì 22 gennaio 2025

1. Sono grato per la saggezza che ho acquisito durante il viaggio della mia vita.
2. Le mie esperienze passate mi hanno preparato ad affrontare oggi con fiducia.

3. Confido nella mia saggezza interiore per guidarmi in tutti gli ambiti della vita.

Giovedì 23 gennaio 2025

1. Onoro le lezioni che ho imparato e le uso per guidare le mie decisioni.
2. Le mie esperienze mi hanno plasmato nella persona forte e capace che sono oggi.
3. Confido nella mia capacità di applicare la saggezza che ho acquisito a nuove sfide.

Venerdì 24 gennaio 2025

1. Porto con me la saggezza che le mie esperienze mi hanno dato.
2. Oggi rifletto sulle lezioni che mi hanno aiutato a crescere.
3. Confido nella mia capacità di prendere decisioni sagge in base al viaggio della mia vita.

Sabato 25 gennaio 2025

1. Sono orgoglioso della saggezza che ho guadagnato nel corso della mia vita.
2. Confido che la conoscenza che ho acquisito mi guiderà attraverso nuove sfide.
3. Imparo, cresco ed evolvo costantemente.

Domenica 26 gennaio 2025

1. Abbraccio la saggezza che deriva da anni di esperienza.
2. Ogni giorno continuo a crescere in saggezza e comprensione.
3. Confido nelle lezioni che ho imparato per aiutarmi a guidare il mio percorso in avanti.

Lunedì 27 gennaio 2025

1. La mia saggezza mi consente di affrontare le sfide della vita con facilità e grazia.
2. Sono grato per le lezioni che ho imparato e per come modellano le mie azioni oggi.

3. Confido nella mia capacità di usare la mia saggezza per creare risultati positivi.

Martedì 28 gennaio 2025

1. Mi impegno a continuare il mio viaggio alla scoperta di me stesso e all'apprendimento.
2. Le mie esperienze di vita mi hanno reso saggio e mi fido delle mie intuizioni.
3. Onoro il mio passato come fondamento per le decisioni che prendo oggi.

Suggerimento di riflessione settimanale:

Mentre ci avviciniamo alla fine del mese, rifletti sulle intuizioni più significative che hai acquisito nel corso della tua vita. In che modo queste intuizioni hanno contribuito a modellare il tuo percorso attuale? Quali lezioni hanno avuto il maggiore impatto e come puoi applicarle alle prossime settimane?

Affermazioni quotidiane

Mercoledì 29 gennaio 2025

1. La mia saggezza mi guida in tutti gli aspetti della vita, aiutandomi a prendere decisioni ponderate.
2. Sono grato per le esperienze che hanno plasmato la mia comprensione del mondo.
3. Oggi uso la mia saggezza per portare pace e chiarezza nella mia giornata.

Giovedì 30 gennaio 2025

1. Abbraccio le lezioni che ho imparato come strumenti per affrontare ogni nuova esperienza.
2. La mia saggezza mi permette di affrontare la vita con pazienza e comprensione.
3. Sono grato per la crescita che deriva sia dai successi che dalle sfide.

Venerdì 31 gennaio 2025

1. Mi fido del mio istinto e della saggezza che ho acquisito nel corso degli anni.

2. Ogni giorno è un'opportunità per applicare le conoscenze che ho acquisito nel corso della mia vita.

3. Concludo questo mese con gratitudine per tutte le esperienze che hanno contribuito alla mia crescita.

Esercizio mensile di riflessione e pianificazione

Mentre gennaio volge al termine, prenditi del tempo per riflettere sulla tua crescita e saggezza questo mese. Utilizza le informazioni acquisite per pianificare il futuro e stabilire nuovi obiettivi per il mese successivo.

Domande di riflessione:

1. Quali sono le lezioni chiave e la saggezza che hai abbracciato questo mese?

2. In che modo la tua crescita personale ha influenzato il modo in cui gestisci le sfide?

3. Quali punti di forza hai scoperto o riscoperto in te stesso?

Pianificazione per il futuro:

1. Identifica tre aree di crescita personale su cui vorresti concentrarti nel prossimo mese.
2. Stabilisci obiettivi realizzabili in linea con la saggezza che hai acquisito questo mese.
3. Rifletti su come puoi continuare ad applicare le lezioni della tua vita per migliorare il tuo benessere e la tua felicità.

Questo esercizio ti aiuta a passare senza problemi alla fase successiva del tuo viaggio, dotato delle conoscenze e delle intuizioni che hai acquisito a gennaio. Impegnati a diventare più saggio e più soddisfatto mentre vai avanti.

Febbraio

Amore per se stessi e accettazione

Tema: Coltivare il proprio io interiore

Questo mese ci concentreremo sul coltivare e abbracciare l'amor proprio. Ogni giorno ti verrà ricordato il tuo valore e ogni settimana ti guiderà attraverso il processo di approfondimento della tua auto-compassione e accettazione.

Settimana 1: Celebrare il tuo viaggio unico

L'amor proprio inizia con il riconoscere e celebrare l'unicità del tuo viaggio. Ogni esperienza, sfida e successo ti ha plasmato nella persona che sei oggi. Le affermazioni di questa settimana ti aiuteranno a onorare la tua individualità e ad essere orgoglioso del tuo viaggio personale.

Affermazioni quotidiane

Sabato 1 febbraio 2025

1. Celebro il mio viaggio unico e le esperienze che mi hanno formato.
2. La mia vita è una testimonianza della mia forza e resilienza.

3. Oggi onoro il percorso che ho percorso, sapendo che ogni passo mi ha portato qui.

Domenica 2 febbraio 2025

1. Sono orgoglioso della persona che sono diventata attraverso le esperienze della mia vita.
2. Il mio viaggio è unicamente mio e ne abbraccio ogni momento.
3. Oggi scelgo di concentrarmi sulla bellezza del percorso della mia vita.

Lunedì 3 febbraio 2025

1. Il mio viaggio mi ha reso forte e onoro ogni passo che ho fatto.
2. Celebro la prospettiva unica che porto al mondo.
3. Confido che il mio percorso si stia svolgendo esattamente come dovrebbe.

Martedì 4 febbraio 2025

1. Sono grato per le lezioni e la crescita che il mio viaggio ha fornito.

2. Il percorso della mia vita è pieno di momenti di apprendimento e scoperta di me stesso.

3. Abbraccio ogni parte del mio viaggio, sapendo che mi ha portato dove sono oggi.

Mercoledì 5 febbraio 2025

1. Onoro la storia della mia vita e la forza che mi ha dato.

2. Oggi scelgo di concentrarmi sulle benedizioni che il mio viaggio ha portato.

3. Il mio viaggio unico è motivo di orgoglio e gratitudine.

Giovedì 6 febbraio 2025

1. Confido che ogni passo del mio viaggio mi abbia portato in un luogo di saggezza e forza.

2. Celebro la ricchezza delle esperienze della mia vita, sia buone che stimolanti.

3. Onoro la mia individualità e il viaggio che mi ha formato.

Venerdì 7 febbraio 2025

1. Sono orgoglioso della vita che ho costruito e del viaggio che continua a svolgersi.
2. Oggi celebro la bellezza di essere unicamente me stesso.
3. Confido che il mio viaggio sia pieno di scopo e significato.

Suggerimento di riflessione settimanale:

Questa settimana, sfida te stesso a creare un "Diario delle celebrazioni". Ogni giorno, scrivi almeno una qualità o un risultato unico di cui sei orgoglioso, non importa quanto piccolo. Alla fine della settimana, ripensa a queste voci e rifletti su quanto sei arrivato lontano nell'abbracciare la tua unicità.

Settimana 2: Lasciare andare il senso di colpa e il rimpianto

Il senso di colpa e il rimorso possono appesantirci, impedendoci di abbracciare pienamente l'amore per noi stessi. Questa settimana concentrati sul rilascio di queste emozioni, permettendoti di andare avanti con perdono e pace.

Affermazioni quotidiane

Sabato 8 febbraio 2025

1. Rilascio ogni senso di colpa o rimpianto che non mi serve più.
2. Mi perdono per gli errori passati e abbraccio la pace.
3. Oggi scelgo di lasciare andare i fardelli che mi appesantiscono.

Domenica 9 febbraio 2025

1. Sono libero dalla colpa del mio passato; Vivo pienamente nel presente.
2. Mi perdono per le cose che non posso cambiare e vado avanti con grazia.
3. Rilascio il rimorso e abbraccio le lezioni che ho imparato.

Lunedì 10 febbraio 2025

1. Merito il perdono, sia da parte mia che degli altri.
2. Lascio andare il passato, concentrandomi invece sulla crescita che mi ha portato.
3. Rilascio ogni senso di colpa e confido di essere esattamente dove devo essere.

Martedì 11 febbraio 2025

1. Lascio andare il rimorso, confidando che ogni esperienza mi abbia avvicinato al mio vero sé.
2. Oggi perdono me stesso e gli altri, liberando ogni risentimento o dolore.
3. Abbraccio la libertà che deriva dal lasciare andare il senso di colpa.

Mercoledì 12 febbraio 2025

1. Scelgo di lasciare andare le cose che non posso cambiare e di concentrarmi sul presente.
2. Mi perdono per eventuali errori passati e confido nella mia capacità di crescere.

3. Rilascio tutti i rimpianti e mi apro a un futuro pieno di pace e possibilità.

Giovedì 13 febbraio 2025

1. Oggi perdono me stesso e vado avanti con compassione e comprensione.
2. Lascio andare ogni senso di colpa, sapendo che sono umano e merito amore.
3. Rilascio il passato e mi apro alle possibilità del futuro.

Venerdì 14 febbraio 2025

1. Mi perdono completamente, permettendo alla pace di riempire il mio cuore.
2. Rilascio tutti i rimpianti, confidando che ogni esperienza mi abbia aiutato a crescere.
3. Vado avanti con grazia, sapendo che sono degno di amore e perdono.

Suggerimento di riflessione settimanale:

Per la riflessione di questa settimana, pratica a **"Rituale di lasciare andare."** Annota eventuali sensi di colpa o rimpianti persistenti su un pezzo di carta. Alla fine della settimana, trova un modo per liberarli, strappando la carta, bruciandola (in sicurezza) o rilasciandola simbolicamente nella natura. Questo ti aiuterà a lasciare andare mentalmente ed emotivamente i fardelli del passato.

Settimana 3: Praticare l'autocompassione quotidiana

Questa settimana si concentra sulla pratica quotidiana dell'autocompassione. Autocompassione significa trattarsi con gentilezza, soprattutto nei momenti difficili. Attraverso le affermazioni di questa settimana imparerai ad essere più gentile con te stesso.

Affermazioni quotidiane

Sabato 15 febbraio 2025

1. Oggi mi tratto con gentilezza e compassione.

2. Sono gentile con me stesso, sapendo che sto facendo del mio meglio.

3. Merito la stessa compassione che offro agli altri.

Domenica 16 febbraio 2025

1. Mi mostro amore e comprensione, soprattutto nei momenti difficili.

2. Sono paziente con me stesso mentre continuo a crescere e imparare.

3. Oggi pratico l'autocompassione in tutto ciò che faccio.

Lunedì 17 febbraio 2025

1. Onoro me stesso con la stessa gentilezza che offro a coloro che amo.

2. Sono degno di amore, compassione e cura da parte mia.

3. Mi tratto con la compassione che dono così liberamente agli altri.

Martedì 18 febbraio 2025

1. Parlo a me stesso con amore e gentilezza, proprio come farei con un caro amico.
2. Merito compassione e me la do liberamente.
3. Oggi sono gentile con me stesso, capendo che la crescita richiede tempo.

Mercoledì 19 febbraio 2025

1. Mi accetto così come sono e mi offro la grazia.
2. Scelgo di essere gentile con me stesso, soprattutto quando commetto degli errori.
3. Oggi pratico l'autocompassione, sapendo che sono degno di amore.

Giovedì 20 febbraio 2025

1. Mi perdono per i miei difetti e onoro i miei sforzi.
2. Mi tratto con la stessa compassione che do a coloro a cui tengo.
3. Oggi mi offro amore e comprensione, indipendentemente dalle circostanze.

Venerdì 21 febbraio 2025

1. Abbraccio l'autocompassione, permettendomi di crescere senza giudizio.
2. Sono paziente con me stesso, capendo che il progresso richiede tempo.
3. Mi tratto con gentilezza e comprensione ogni giorno.

Suggerimento di riflessione settimanale:

Questa settimana concentrati sulla pratica **"Affermazioni speculari".** Ogni giorno, mettiti davanti allo specchio, guardati negli occhi e ripeti ad alta voce tre affermazioni di autocompassione. Concludi la settimana riflettendo su come questa pratica ti ha fatto sentire riguardo a te stesso e alla tua capacità di amor proprio.

Settimana 4: abbraccia la tua bellezza ad ogni età

L'amor proprio significa anche abbracciare la propria bellezza fisica, indipendentemente dall'età. Le affermazioni di questa settimana ti incoraggeranno ad apprezzare il tuo corpo e a celebrare la bellezza che accompagna ogni fase della vita.

Affermazioni quotidiane

Sabato 22 febbraio 2025

1. Abbraccio la mia bellezza ad ogni età, sapendo che è un riflesso del mio viaggio.
2. Oggi scelgo di concentrarmi sulla bellezza che irradia dentro di me.
3. Sono orgoglioso della persona che sono diventato, dentro e fuori.

Domenica 23 febbraio 2025

1. La mia bellezza è un riflesso delle mie esperienze e la abbraccio pienamente.
2. Celebro la bellezza che deriva dall'età, dalla saggezza e dalla forza.
3. Oggi amo e apprezzo il mio corpo per tutto ciò che ha fatto per me.

Lunedì 24 febbraio 2025

1. Onoro il mio corpo per il modo in cui mi ha portato attraverso la vita.
2. La mia bellezza è senza tempo e la abbraccio in ogni fase del mio viaggio.
3. Oggi celebro la mia bellezza unica e la storia che racconta.

Martedì 25 febbraio 2025

1. Sono bella, dentro e fuori, e abbraccio la mia bellezza ad ogni età.
2. Sono orgoglioso del mio corpo e della forza che rappresenta.
3. Oggi mi concentro sulla bellezza interiore ed esteriore che mi rende quello che sono.

Mercoledì 26 febbraio 2025

1. La mia bellezza cresce ogni anno che passa e la celebro pienamente.

2. Abbraccio il mio corpo con amore e gratitudine per tutto ciò che mi ha dato.

3. Oggi scelgo di vedere la bellezza in me stessa, così come sono.

Giovedì 27 febbraio 2025

1. Amo e onoro il mio corpo, apprezzandolo per tutto ciò che ha fatto e farà.

2. La mia bellezza è un riflesso dell'amore, della saggezza e della forza dentro di me.

3. Oggi celebro la bellezza che deriva dalla saggezza e dall'esperienza.

Venerdì 28 febbraio 2025

1. Abbraccio la mia bellezza unica, sapendo che è un riflesso del viaggio della mia vita.

2. La mia bellezza si irradia dall'interno e la onoro ad ogni età.

3. Oggi scelgo di amarmi e apprezzarmi esattamente per come sono.

Suggerimento di riflessione settimanale:

Crea un **Album "La bellezza attraverso gli anni".**
Raccogli foto di te stesso in diverse fasi della tua vita o
scrivi semplicemente i ricordi dei momenti in cui ti sei
sentito bello, forte o sicuro di te. Alla fine della
settimana, rifletti su come si è evoluta la tua percezione
della bellezza e cosa ti fa sentire bella oggi.

Esercizio mensile di riflessione e pianificazione

Mentre febbraio volge al termine, prenditi un momento
per riflettere sul tuo viaggio di amor proprio e di
accettazione. Considera come puoi continuare a
prenderti cura di te stesso nel mese a venire.

Domande di riflessione:

1. Come ti sei dimostrato amore e compassione
   questo mese?
2. Cosa hai imparato su come lasciare andare il
   senso di colpa e abbracciare il perdono?

3. Come puoi continuare a celebrare il tuo viaggio unico e la tua bellezza andando avanti?

Pianificazione per il futuro:

1. Stabilisci tre obiettivi relativi all'amor proprio su cui vuoi concentrarti nel prossimo mese.
2. Identifica eventuali aree della tua vita in cui potresti praticare maggiore auto-compassione.
3. Rifletti su come puoi continuare a coltivare il tuo io interiore a marzo e oltre.

Questo esercizio ti aiuterà a sviluppare l'amore per te stesso e l'accettazione che hai coltivato durante tutto febbraio, preparandoti per una crescita ancora maggiore nei mesi a venire.

Marzo

Apprendimento permanente e chiarezza mentale

Tema: rimanere curiosi e coinvolti

A marzo ci concentriamo sul mantenere la nostra mente acuta e impegnata coltivando l'amore per l'apprendimento. L'apprendimento permanente ci aiuta a rimanere mentalmente attivi e curiosi riguardo al mondo che ci circonda. Questo mese, usa ogni giorno per esplorare nuove idee e approfondire la tua comprensione di te stesso e del mondo.

Settimana 1: Esplorare nuove idee e passioni

Questa settimana riguarda il rimanere aperti a nuove idee ed esplorare le passioni che ti entusiasmano e ti ispirano. Usa queste affermazioni per abbracciare curiosità e nuovi interessi.

Affermazioni quotidiane

Sabato 1 marzo 2025

1. Sono aperto a nuove idee e opportunità di apprendimento.
2. Oggi esploro nuove passioni che accendono la mia creatività.

3. Confido che la mia curiosità mi porterà verso
   nuove entusiasmanti avventure.

Domenica 2 marzo 2025

1. Sono curioso ed entusiasta di imparare qualcosa
   di nuovo ogni giorno.
2. Oggi apro la mia mente a nuove possibilità ed
   esperienze.
3. Abbraccio la gioia che deriva dall'esplorare
   nuove idee e passioni.

Lunedì 3 marzo 2025

1. Imparo e cresco sempre, trovando gioia nello
   scoprire cose nuove.
2. Oggi colgo l'opportunità di esplorare nuove idee
   che mi ispirano.
3. Sono appassionato delle cose che mi danno gioia
   e soddisfazione.

Martedì 4 marzo 2025

1. Sono aperto ad esplorare nuovi hobby e passioni che mi danno gioia.
2. Oggi confido nel processo di apprendimento e di scoperta.
3. Sono curioso del mondo e desideroso di saperne di più ogni giorno.

Mercoledì 5 marzo 2025

1. Affronto ogni giorno con un senso di curiosità e meraviglia.
2. Sono entusiasta di esplorare nuove aree di interesse e passione.
3. Oggi mi apro alle illimitate possibilità di apprendimento.

Giovedì 6 marzo 2025

1. Sono in continua evoluzione mentre esploro nuove idee e interessi.
2. Oggi scelgo di seguire la mia curiosità e vedere dove mi porta.

3. Trovo gioia nello scoprire cose nuove su me stesso e sul mondo che mi circonda.

Venerdì 7 marzo 2025

1. Sono aperto ad apprendere nuove competenze e ad abbracciare nuove passioni.
2. Oggi celebro l'entusiasmo che deriva dall'esplorazione di nuove idee.
3. Confido nella mia capacità di imparare e crescere continuamente.

Suggerimento di riflessione settimanale:

Questa settimana, mettiti alla prova per provare un nuovo hobby o conoscere un argomento che ha sempre stuzzicato la tua curiosità. Alla fine della settimana, rifletti sulle nuove cose che hai imparato e su come hanno acceso la tua passione per l'apprendimento permanente.

Settimana 2: mantenere la mente acuta e attiva

Una mente acuta e attiva è essenziale per rimanere mentalmente lucidi e impegnati. Le affermazioni di questa settimana ti aiuteranno a concentrarti su attività che mantengono il tuo cervello forte e acuto.

Affermazioni quotidiane

Sabato 8 marzo 2025

1. Mantengo la mente acuta sfidando me stessa con nuove esperienze.
2. Oggi mi impegno in attività che stimolano e rafforzano la mia mente.
3. Mi impegno a mantenere il mio cervello attivo e sano.

Domenica 9 marzo 2025

1. Sono proattivo nel mantenere la mia chiarezza e acutezza mentale.

2. Oggi mi prendo del tempo per stimolare il mio cervello con enigmi, letture o nuovi apprendimenti.

3. Abbraccio le sfide mentali come opportunità per crescere e rimanere forte.

Lunedì 10 marzo 2025

1. Mi impegno ogni giorno ad apprendere e ad ampliare le mie conoscenze.

2. Oggi sfido la mia mente con nuove opportunità di apprendimento.

3. Confido nella mia capacità di mantenere la mente forte e attiva.

Martedì 11 marzo 2025

1. Mi concentro sul mantenere il mio cervello sano e attivo attraverso l'apprendimento.

2. Oggi mi impegno in attività che mantengono la mia mente acuta e vigile.

3. Accetto le sfide mentali che mi aiutano a crescere e rimanere forte.

Mercoledì 12 marzo 2025

1. Nutro la mia mente rimanendo curioso e attivo nel mio apprendimento.
2. Oggi scelgo di nutrire il mio cervello con conoscenze e attività stimolanti.
3. Mi impegno nell'apprendimento permanente per mantenere la mia mente acuta e impegnata.

Giovedì 13 marzo 2025

1. Mi piace sfidare la mia mente con nuove ed entusiasmanti esperienze di apprendimento.
2. Oggi mi prendo del tempo per mantenere attivo il cervello con attività stimolanti.
3. Confido nella mia capacità di mantenere la lucidità e l'acutezza mentale.

Venerdì 14 marzo 2025

1. Dò la priorità alle attività che mantengono il mio cervello forte e acuto.
2. Oggi mi impegno in un apprendimento che sfida la mia mente e mi fa crescere.

3. Mi impegno a mantenere la mente chiara, acuta e concentrata.

Suggerimento di riflessione settimanale:

Per questa settimana, impegnati a **"Sfida di esercizio del cervello"**. Prova attività quotidiane che stimolano il cervello, come i puzzle, impara una nuova parola o esercita un'abilità come la matematica mentale. Alla fine della settimana, rifletti su come questi esercizi ti hanno aiutato ad affinare la tua mente.

Settimana 3: celebrare la curiosità permanente

La curiosità è la forza trainante dell'apprendimento permanente. Questa settimana concentrati sulla celebrazione della tua innata curiosità e della gioia di scoprire nuove conoscenze.

Affermazioni quotidiane

Sabato 15 marzo 2025

1. Celebro la mia naturale curiosità e la gioia che porta nella mia vita.
2. Oggi seguo la mia curiosità e cerco nuove conoscenze.
3. Sono sempre desideroso di imparare ed esplorare nuove idee.

Domenica 16 marzo 2025

1. La mia curiosità mi porta ogni giorno a nuove ed entusiasmanti scoperte.
2. Celebro la gioia che deriva dall'essere curioso e impegnato nell'apprendimento.
3. Oggi scelgo di esplorare con entusiasmo nuove aree di interesse.

Lunedì 17 marzo 2025

1. Sono grato per la mia curiosità e per le opportunità che mi offre di imparare.

2. Oggi abbraccio lo spirito di scoperta in tutto ciò che faccio.

3. Confido nella mia curiosità per condurmi verso esperienze nuove e appaganti.

Martedì 18 marzo 2025

1. Celebro la mia curiosità per tutta la vita e la gioia che porta nella mia vita.

2. Oggi esploro nuove idee e interessi con una mente aperta.

3. La mia curiosità mi spinge a continuare a imparare e crescere ogni giorno.

Mercoledì 19 marzo 2025

1. Onoro la mia curiosità e il senso di meraviglia che porta nella mia vita.

2. Oggi cerco nuove conoscenze e celebro il processo di apprendimento.

3. La mia curiosità è un dono che abbraccio ogni giorno.

Giovedì 20 marzo 2025

1. Sono grato per la curiosità che mi tiene impegnato nella vita e nell'apprendimento.
2. Oggi celebro la gioia che deriva dall'esplorare nuove idee.
3. La mia curiosità apre le porte a nuove ed entusiasmanti opportunità di crescita.

Venerdì 21 marzo 2025

1. Confido nella mia curiosità per guidarmi verso nuove conoscenze ed esperienze.
2. Oggi scelgo di seguire la mia curiosità ovunque mi porti.
3. La mia curiosità porta eccitazione e gioia in ogni giorno della mia vita.

Suggerimento di riflessione settimanale:

Questa settimana, crea un file **"Diario della curiosità"**. Ogni giorno, scrivi qualcosa di nuovo che hai imparato o una domanda che ha suscitato la tua curiosità. Alla fine della settimana, rifletti su come questa curiosità ha arricchito la tua vita e quali nuove aree ti piacerebbe esplorare.

Settimana 4: Abbracciare la conoscenza e la crescita

Questa settimana, concentrati sull'importanza di abbracciare la conoscenza e la crescita personale. Ogni giorno è un'opportunità per espandere la tua comprensione del mondo e di te stesso.

Affermazioni quotidiane

Sabato 22 marzo 2025

1. Abbraccio la conoscenza come percorso di crescita e realizzazione personale.
2. Oggi scelgo di imparare qualcosa di nuovo che espanda la mia comprensione.
3. Confido che ogni nuova conoscenza contribuisca alla mia crescita personale.

Domenica 23 marzo 2025

1. Mi impegno per l'apprendimento permanente e la crescita continua.
2. Oggi abbraccio la nuova conoscenza come un'opportunità di espansione e comprensione.
3. Confido nella mia capacità di imparare e crescere ogni giorno.

Lunedì 24 marzo 2025

1. Sono grato per la conoscenza che ho acquisito e per la crescita che mi ha portato.
2. Oggi scelgo di abbracciare ogni esperienza formativa come un'opportunità di crescita.
3. Confido che la conoscenza mi guiderà verso nuove opportunità di sviluppo personale.

Martedì 25 marzo 2025

1. Imparo ed evolvo costantemente, abbracciando la crescita in ogni momento.
2. Oggi cerco nuove conoscenze che espandano la mia mente e il mio spirito.

3. Confido che ogni esperienza di apprendimento mi avvicini al mio vero sé.

Mercoledì 26 marzo 2025

1. Abbraccio la conoscenza e la crescita personale come obiettivi per tutta la vita.
2. Oggi scelgo di imparare qualcosa di nuovo che ispiri il mio sviluppo personale.
3. Confido nella mia capacità di crescere ed evolvermi attraverso la conoscenza e l'apprendimento.

Giovedì 27 marzo 2025

1. Mi impegno nell'apprendimento continuo e nella crescita personale.
2. Oggi abbraccio nuove conoscenze che sfidano e ampliano il mio pensiero.
3. Confido che ogni nuova esperienza porti opportunità di crescita.

Venerdì 28 marzo 2025

1. Cresco sempre, imparo e mi evolvo attraverso la conoscenza.
2. Oggi celebro la crescita personale che deriva dall'abbracciare nuovi apprendimenti.
3. Confido nel processo di crescita attraverso la conoscenza e l'esperienza.

Suggerimento di riflessione settimanale:

Per la riflessione di questa settimana, prova a **"Attività di condivisione della conoscenza."** Prendi una cosa che hai imparato di recente e condividila con qualcun altro, tramite una conversazione, un post sui social media o una lettera. Alla fine della settimana, rifletti su come la condivisione della conoscenza ha approfondito la tua comprensione e aiutato gli altri.

Affermazioni quotidiane

Sabato 29 marzo 2025

1. Accolgo con favore ogni opportunità per imparare e crescere.
2. Oggi abbraccio nuove conoscenze con entusiasmo e una mente aperta.
3. Confido che ogni conoscenza mi aiuti a diventare una versione migliore di me stessa.

Domenica 30 marzo 2025

1. Sono in continua evoluzione grazie alle conoscenze che acquisisco ogni giorno.
2. Oggi scelgo di concentrarmi sull'apprendimento e sull'espansione della mia comprensione.
3. Abbraccio la crescita e ho fiducia nel processo di apprendimento permanente.

Lunedì 31 marzo 2025

1. Celebro la conoscenza che ho acquisito questo mese e la crescita che mi ha portato.

2. Oggi rifletto su tutto ciò che ho imparato e su come ha arricchito la mia vita.

3. Spero di continuare il mio percorso di apprendimento e crescita personale.

Esercizio mensile di riflessione e pianificazione

Mentre marzo volge al termine, rifletti su come l'apprendimento permanente ha modellato la tua crescita personale. Considera la conoscenza che hai acquisito e il modo in cui ha influenzato la tua chiarezza mentale e comprensione.

Domande di riflessione:

1. Quali nuove idee o abilità hai scoperto questo mese?

2. In che modo accogliere la tua curiosità ti ha aiutato a crescere?

3. In quali ambiti vorresti continuare ad ampliare le tue conoscenze?

Pianificazione per il futuro:

1. Identifica due aree di apprendimento su cui vuoi concentrarti nel prossimo mese.
2. Stabilisci un obiettivo per esplorare nuove idee o hobby che suscitino il tuo interesse.
3. Rifletti su come puoi continuare a sfidare la tua mente e rimanere mentalmente acuto ad aprile.

Questo esercizio ti aiuterà a portare avanti la conoscenza e la crescita che hai acquisito durante il mese di marzo, ponendo le basi per un apprendimento e una chiarezza mentale ancora maggiori nei mesi a venire.

Aprile

Resilienza emotiva e forza interiore

Tema: Superare le sfide della vita con grazia

Questo mese si concentra sullo sviluppo della resilienza emotiva e della forza di fronte alle sfide della vita. Ogni settimana sarai guidato attraverso affermazioni e attività che ti aiuteranno a trovare l'equilibrio, a lasciare andare la negatività e a celebrare la tua forza interiore.

Settimana 1: trovare la forza attraverso le avversità

Le sfide sono una parte naturale della vita ed è attraverso le avversità che scopriamo la nostra vera forza. Questa settimana concentrati sulla costruzione della resilienza riconoscendo il potere che hai dentro.

Affermazioni quotidiane

Martedì 1 aprile 2025

1. Sono più forte di ogni sfida che mi si presenta davanti.
2. Oggi trovo la forza nel sapere che ogni ostacolo è un'opportunità di crescita.
3. Confido nella mia capacità di superare le avversità con grazia e determinazione.

Mercoledì 2 aprile 2025

1. Abbraccio la forza dentro di me per gestire qualunque cosa la vita porti.
2. Oggi scelgo la resilienza rispetto alla paura, sapendo che posso superare qualsiasi cosa.
3. La mia forza interiore è la mia risorsa più grande e confido pienamente in essa.

Giovedì 3 aprile 2025

1. Trovo la forza nella mia capacità di affrontare le sfide con coraggio.
2. Oggi mi concentro sulle lezioni che le avversità mi insegnano, sapendo che mi aiutano a crescere.
3. Sono resiliente e confido nella mia capacità di superare le sfide della vita.

Venerdì 4 aprile 2025

1. Supero ogni sfida con grazia e determinazione.
2. Oggi colgo l'opportunità di diventare più forte attraverso le avversità.

3. Confido nella mia forza e capacità di affrontare le difficoltà della vita.

Sabato 5 aprile 2025

1. Trovo la forza nella consapevolezza che ogni sfida mi aiuta a crescere.
2. Oggi affronto le mie sfide con uno spirito calmo e resiliente.
3. Sono grato per la forza che le avversità portano nella mia vita.

Domenica 6 aprile 2025

1. Confido nella mia capacità di superare qualsiasi sfida con grazia.
2. Oggi abbraccio il potere dentro di me di affrontare le avversità a testa alta.
3. Sono forte, resiliente e capace di gestire i momenti più difficili della vita.

Lunedì 7 aprile 2025

1. Trovo la pace nel sapere che ho la forza per superare qualsiasi ostacolo.
2. Oggi accetto le sfide che devo affrontare, sapendo che mi aiuteranno a crescere.
3. Confido nella mia capacità di superare ogni difficoltà con resilienza.

Attività di riflessione settimanale:

Questa settimana, impegnati in a **"Esercizio di forza attraverso la riflessione."** Scrivi di una sfida passata che hai affrontato e di come ti ha aiutato a diventare più forte. Concentrati sulle qualità che ti hanno aiutato a superarlo e rifletti su come queste qualità possono continuare a supportarti in futuro.

Settimana 2: costruire l'equilibrio emotivo

L'equilibrio emotivo è il fondamento della resilienza. Questa settimana, concentrati sulla ricerca della calma nel mezzo degli alti e bassi della vita ed esercitati a rimanere con i piedi per terra nonostante le emozioni difficili.

Affermazioni quotidiane

Martedì 8 aprile 2025

1. Trovo pace ed equilibrio in mezzo alle sfide della vita.
2. Oggi scelgo di rimanere con i piedi per terra e centrato, qualunque cosa mi accada.
3. Confido nella mia capacità di mantenere l'equilibrio emotivo attraverso gli alti e bassi della vita.

Mercoledì 9 aprile 2025

1. Rimango calmo e composto di fronte alle emozioni difficili.
2. Oggi mi concentro sul rimanere centrato, sapendo che l'equilibrio è la chiave della resilienza.
3. Confido nella mia capacità di affrontare le sfide della vita con chiarezza emotiva.

Giovedì 10 aprile 2025

1. Abbraccio l'equilibrio emotivo, sapendo che mi aiuta a rimanere forte.
2. Oggi mi concentro sul mantenimento della calma e della pace, indipendentemente dalle circostanze.
3. Confido nella mia capacità di gestire le emozioni difficili con grazia e facilità.

Venerdì 11 aprile 2025

1. Sono radicato nell'equilibrio emotivo, indipendentemente da ciò che la vita mi offre.
2. Oggi abbraccio la calma che deriva dal rimanere centrato e concentrato.
3. Confido nella mia capacità di mantenere la stabilità emotiva attraverso tutte le sfide della vita.

Sabato 12 aprile 2025

1. Trovo la forza nella mia capacità di rimanere in equilibrio tra gli alti e i bassi della vita.

2. Oggi scelgo di rimanere emotivamente centrato e composto.

3. Confido nella mia capacità di rimanere con i piedi per terra, anche nei momenti difficili.

Domenica 13 aprile 2025

1. Sono emotivamente resiliente e confido nella mia capacità di rimanere calmo ed equilibrato.

2. Oggi mi concentro sul mantenimento della chiarezza emotiva e della pace.

3. Confido nella mia capacità di affrontare ogni sfida con forza emotiva.

Lunedì 14 aprile 2025

1. Sono radicato nell'equilibrio emotivo e confido nella mia pace interiore.

2. Oggi abbraccio la chiarezza emotiva, sapendo che mi aiuta a rimanere forte.

3. Confido nella mia capacità di rimanere calmo e centrato nonostante le sfide della vita.

Attività di riflessione settimanale:

Questa settimana fai pratica **"Tecniche di radicamento emotivo"**. Ogni giorno, prova una tecnica diversa per rimanere in equilibrio, come la respirazione profonda, la consapevolezza o l'inserimento nel diario. Alla fine della settimana, rifletti su quali tecniche ti hanno aiutato di più e su come hanno contribuito alla tua resilienza emotiva.

Settimana 3: Lasciar Andare l'Energia Negativa

Questa settimana riguarda il rilascio di qualsiasi energia negativa che potrebbe appesantirti. Concentrati sul liberare la mente e il cuore da tutto ciò che non ti serve più, creando spazio per positività e forza.

Affermazioni quotidiane

Martedì 15 aprile 2025

1. Rilascio tutta l'energia negativa che non mi serve più.
2. Oggi mi concentro sul lasciare andare la negatività e abbracciare la positività.

3. Confido nella mia capacità di liberare la mente e il cuore da tutto ciò che mi appesantisce.

Mercoledì 16 aprile 2025

1. Rilascio tutti i pensieri e le emozioni negative, creando spazio per la pace.
2. Oggi scelgo di concentrarmi sulla positività, lasciando andare tutto ciò che mi abbatte.
3. Confido nella mia capacità di lasciare andare la negatività e abbracciare la pace interiore.

Giovedì 17 aprile 2025

1. Mi libero dal peso dell'energia negativa, permettendo alla positività di fluire.
2. Oggi mi concentro sul liberare la mente da ogni negatività, per fare spazio alla gioia.
3. Confido nella mia capacità di lasciare andare il passato e abbracciare il presente con positività.

Venerdì 18 aprile 2025

1. Libero tutta la negatività dalla mia mente, corpo e spirito.
2. Oggi scelgo di lasciare andare ogni energia negativa, abbracciando la pace e la calma.
3. Confido nella mia capacità di liberarmi da tutto ciò che mi trattiene.

Sabato 19 aprile 2025

1. Lascio andare ogni pensiero ed emozione negativa, creando spazio per la crescita.
2. Oggi mi concentro sulla positività, rilasciando tutto ciò che non mi serve più.
3. Confido nella mia capacità di liberare la mia energia e abbracciare la positività.

Domenica 20 aprile 2025

1. Rilascio tutta l'energia negativa, facendo spazio alla positività e alla pace.
2. Oggi scelgo di lasciare andare tutto ciò che mi appesantisce emotivamente.

3. Confido nella mia capacità di mantenere una mentalità positiva e pacifica.

Lunedì 21 aprile 2025

1. Sono libero dalla negatività e pieno di pace e positività.
2. Oggi mi concentro sul lasciare andare ogni energia negativa persistente.
3. Confido nella mia capacità di rilasciare ciò che non mi serve più e di abbracciare la gioia.

Attività di riflessione settimanale:

Per questa settimana, prova a **"Rituale di rilascio dell'energia negativa"**. Prenditi del tempo ogni giorno per visualizzare te stesso mentre lasci andare qualsiasi energia o pensiero negativo. Puoi accendere una candela, praticare la respirazione consapevole o impegnarti in un rilassamento fisico come lo stretching o lo yoga. Alla fine della settimana, rifletti su come lasciare andare ha alleggerito il tuo carico emotivo.

Settimana 4: Celebrare la Resilienza

Nell'ultima settimana di aprile, concentrati sulla celebrazione della resilienza che hai costruito nel corso della tua vita. Rifletti sulla forza interiore che hai sviluppato e riconosci la tua capacità di superare qualsiasi sfida con grazia.

Affermazioni quotidiane

Martedì 22 aprile 2025

1. Celebro la resilienza che ho costruito attraverso ogni sfida che ho affrontato.
2. Oggi onoro la mia forza interiore e la resilienza che mi dà.
3. Confido nella mia capacità di superare ogni ostacolo con grazia e coraggio.

Mercoledì 23 aprile 2025

1. Sono orgoglioso della resilienza che ho sviluppato nel corso della mia vita.

2. Oggi celebro la mia capacità di superare ogni sfida con forza.

3. Confido nella mia resilienza per superare ogni situazione difficile.

Giovedì 24 aprile 2025

1. Celebro la mia resilienza, sapendo che mi ha aiutato a crescere e prosperare.

2. Oggi onoro la forza che ho costruito attraverso le sfide della vita.

3. Confido nella mia capacità di superare qualsiasi avversità con resilienza e grazia.

Venerdì 25 aprile 2025

1. Sono resiliente e celebro la forza che ho acquisito durante il mio viaggio.

2. Oggi mi concentro nel celebrare la resilienza che mi aiuta a superare qualsiasi sfida.

3. Confido nella mia capacità di continuare a crescere attraverso ogni esperienza.

Sabato 26 aprile 2025

1. Celebro la mia capacità di superare le sfide con grazia e forza.
2. Oggi rifletto sulla resilienza che ho costruito attraverso le avversità della vita.
3. Confido nella mia resilienza per aiutarmi a continuare a prosperare in tutti gli ambiti della vita.

Domenica 27 aprile 2025

1. Onoro la mia resilienza e la forza che mi dà ogni giorno.
2. Oggi celebro la mia capacità di superare ogni sfida con grazia e coraggio.
3. Confido nella mia resilienza per superare ogni ostacolo.

Lunedì 28 aprile 2025

1. Celebro la mia resilienza, sapendo che mi ha aiutato a crescere ed evolvermi.

2. Oggi onoro la mia forza interiore e la resilienza che fornisce.

3. Confido nella mia capacità di continuare a superare qualsiasi sfida con grazia.

Attività di riflessione settimanale:

Crea un **"Diario della resilienza"**. Ogni giorno di questa settimana, scrivi una sfida che hai affrontato in passato e rifletti su come ti ha aiutato a sviluppare la resilienza. Alla fine della settimana, celebra il tuo viaggio leggendo i tuoi contributi e riconoscendo quanto sei cresciuto nonostante le avversità.

Affermazioni quotidiane

Martedì 29 aprile 2025

1. Onoro la resilienza che mi ha portato a superare ogni difficoltà.

2. Oggi celebro la mia capacità di superare le sfide con forza e determinazione.

3. Confido nella mia forza interiore per guidarmi attraverso ogni aspetto della vita.

Mercoledì 30 aprile 2025

1. Celebro la mia resilienza e la crescita che ha portato nella mia vita.
2. Oggi rifletto sulla mia capacità di superare le avversità con grazia e saggezza.
3. Confido nella mia resilienza per continuare a portarmi avanti in tutti gli ambiti della vita.

Esercizio mensile di riflessione e pianificazione

Mentre aprile volge al termine, rifletti sulla resilienza emotiva e sulla forza interiore che hai costruito durante il mese. Considera come queste qualità ti hanno aiutato ad affrontare le sfide della vita con grazia.

Attività di riflessione:

Crea un **"Collage sulla resilienza"**. Raccogli immagini, citazioni o ricordi che rappresentano la tua resilienza e forza interiore. Usa questo collage come promemoria della tua capacità di superare qualsiasi ostacolo con grazia e coraggio.

Pianificazione per il futuro:

1. Stabilisci tre obiettivi per continuare a sviluppare la resilienza emotiva nel prossimo mese.
2. Identifica un'area della tua vita in cui vorresti praticare un maggiore equilibrio emotivo.
3. Rifletti su come puoi continuare a lasciare andare l'energia negativa e celebrare la tua forza andando avanti.

Maggio

Creatività ed espressione di sé

Tema: Libera il tuo potenziale creativo

Questo mese ci concentreremo sullo liberare la tua creatività e sull'esprimerti in modo autentico. La creatività non riguarda solo l'arte: riguarda il trovare gioia nelle nuove idee, nei progetti e nell'espressione di sé. Ogni giorno ti guiderà ad attingere al tuo spirito creativo, a esprimerti liberamente e a condividere la tua visione con gli altri.

Settimana 1: Attingere al tuo spirito creativo

La creatività consiste nel permettere al proprio sé interiore di esplorare nuove possibilità. Questa settimana concentrati sull'aprirti all'energia creativa intorno a te e lasciarla fluire liberamente.

Affermazioni quotidiane

Giovedì 1 maggio 2025

1. Sono aperto a nuove idee e possibilità creative.
2. Oggi abbraccio la gioia di lasciare che la mia energia creativa fluisca liberamente.

3. Confido nella mia capacità di attingere al mio spirito creativo.

Venerdì 2 maggio 2025

1. Trovo gioia nell'esplorare nuovi sbocchi creativi e idee.
2. Oggi mi concedo il permesso di essere giocoso e fantasioso.
3. Confido che la mia creatività mi guiderà verso nuove opportunità di autoespressione.

Sabato 3 maggio 2025

1. Permetto al mio spirito creativo di fluire liberamente, senza giudizi o limitazioni.
2. Oggi apro la mia mente a nuove possibilità di creatività e di auto-espressione.
3. Confido nella mia capacità di creare ed esplorare nuove idee.

Domenica 4 maggio 2025

1. Sono un essere creativo e abbraccio la gioia della creatività in tutti gli ambiti della mia vita.
2. Oggi mi concedo la libertà di esplorare la mia immaginazione.
3. Confido che la creatività mi porterà gioia e soddisfazione.

Lunedì 5 maggio 2025

1. Attingo alla mia energia creativa e lascio che mi guidi attraverso nuove idee e progetti.
2. Oggi abbraccio l'entusiasmo che deriva dall'esplorazione di nuovi percorsi creativi.
3. Confido nella mia capacità di creare qualcosa di significativo e unico.

Martedì 6 maggio 2025

1. Mi permetto di sognare in grande e di creare senza paura di fallire.
2. Oggi esploro la mia creatività con entusiasmo e curiosità.

3. Confido che il mio spirito creativo mi porterà verso esperienze nuove e appaganti.

Mercoledì 7 maggio 2025

1. Sono aperto all'energia creativa che scorre dentro e intorno a me.
2. Oggi mi concentro sullo sfruttamento del mio potere creativo interiore.
3. Confido nella mia capacità di creare ed esplorare nuove idee senza limiti.

Attività di riflessione settimanale:

Questa settimana, prova a **"Sfida di esplorazione creativa"**. Ogni giorno, esplora una nuova attività creativa, che si tratti di dipingere, scrivere, ballare o provare una nuova ricetta. Alla fine della settimana, rifletti su quali attività hanno stimolato la tua creatività e ti hanno portato gioia.

Settimana 2: Esprimersi in modo autentico

La creatività consiste nell'esprimere chi sei in modo autentico. Questa settimana concentrati sul trovare la tua voce e sull'esprimerla con sicurezza, sapendo che la tua prospettiva unica è preziosa.

Affermazioni quotidiane

Giovedì 8 maggio 2025

1. Mi esprimo liberamente e autenticamente in tutto ciò che creo.
2. Oggi abbraccio il potere della mia voce e della mia prospettiva uniche.
3. Confido nella mia capacità di esprimermi in modo creativo e autentico.

Venerdì 9 maggio 2025

1. Sono fiducioso nell'esprimere il mio vero sé attraverso la mia creatività.
2. Oggi mi permetto di essere vulnerabile e autentico nella mia espressione creativa.

3. Confido che la mia autenticità ispirerà gli altri e mi porterà gioia.

Sabato 10 maggio 2025

1. Esprimo i miei pensieri e le mie emozioni interiori attraverso il mio lavoro creativo.
2. Oggi abbraccio il potere dell'autenticità in tutto ciò che creo.
3. Confido che la mia voce unica sia preziosa e valga la pena condividerla con il mondo.

Domenica 11 maggio 2025

1. Mi esprimo in modo creativo con sicurezza e autenticità.
2. Oggi mi concentro sulla condivisione del mio vero sé attraverso il mio lavoro creativo.
3. Confido che la mia espressione autentica si connetterà con gli altri e li ispirerà.

Lunedì 12 maggio 2025

1. Abbraccio la mia creatività come un potente strumento per l'espressione personale.
2. Oggi mi permetto di creare da un luogo di autenticità e verità.
3. Confido nella mia capacità di esprimere il mio vero sé attraverso i miei sforzi creativi.

Martedì 13 maggio 2025

1. Mi esprimo in modo autentico, sapendo che la mia prospettiva unica è preziosa.
2. Oggi mi concentro sull'essere fedele a me stesso in tutto ciò che creo.
3. Confido che la mia autenticità ispirerà gli altri e mi porterà soddisfazione.

Mercoledì 14 maggio 2025

1. Esprimo la mia creatività con sicurezza, sapendo che la mia voce è importante.
2. Oggi celebro il potere dell'espressione personale in tutti gli ambiti della mia vita.

3. Confido nella mia capacità di condividere la mia prospettiva unica con il mondo.

Attività di riflessione settimanale:

Questa settimana, crea un file **"Diario di autoespressione".** Ogni giorno, scrivi o crea qualcosa che rifletta il tuo sé autentico. Alla fine della settimana, rivedi i tuoi contributi e rifletti su come esprimere il tuo vero sé ti ha aiutato a crescere e a connetterti con gli altri.

Settimana 3: trovare la gioia negli sforzi creativi

La creatività dovrebbe portare gioia e soddisfazione. Questa settimana concentrati sulla ricerca della felicità e della soddisfazione nel processo di creazione, piuttosto che solo sul risultato.

Affermazioni quotidiane

Giovedì 15 maggio 2025

1. Trovo gioia nel processo di creazione, non solo nel prodotto finale.
2. Oggi abbraccio il divertimento e l'eccitazione che derivano dall'esplorazione di nuove idee.
3. Confido che la mia creatività mi porterà gioia e soddisfazione.

Venerdì 16 maggio 2025

1. Trovo la felicità nell'atto di creare, sapendo che mi avvicina al mio vero sé.
2. Oggi mi concentro sulla gioia che deriva dall'esprimermi in modo creativo.
3. Confido nel potere della creatività per portare gioia nella mia vita.

Sabato 17 maggio 2025

1. Abbraccio la gioia che deriva dall'esplorare la mia creatività in modi nuovi ed entusiasmanti.

2. Oggi mi concentro sulla ricerca della felicità nel processo creativo, indipendentemente dal risultato.

3. Confido che la creatività mi porterà momenti di gioia e realizzazione.

Domenica 18 maggio 2025

1. Trovo gioia nel semplice atto di creare, sapendo che nutre la mia anima.

2. Oggi abbraccio il divertimento e l'eccitazione che derivano dall'esplorazione di nuovi percorsi creativi.

3. Confido che la mia creatività mi porterà pace, felicità e realizzazione.

Lunedì 19 maggio 2025

1. Trovo la felicità in ogni sforzo creativo che perseguo, indipendentemente dal risultato.

2. Oggi abbraccio la gioia che deriva dall'esprimermi in modo creativo.

3. Confido che la creatività porterà momenti di gioia e soddisfazione nella mia vita.

Martedì 20 maggio 2025

1. Mi concentro sulla gioia di creare ed esplorare nuove idee, piuttosto che sulla perfezione.
2. Oggi trovo la felicità nel processo di espressione creativa.
3. Confido nella mia capacità di trovare gioia e pace attraverso la creatività.

Mercoledì 21 maggio 2025

1. Celebro la gioia che la creatività porta nella mia vita.
2. Oggi mi concentro sulla felicità che deriva dall'esprimere il mio spirito creativo.
3. Confido nel processo creativo per regalarmi momenti di gioia e appagamento.

Attività di riflessione settimanale:

Questa settimana, crea un file **"Collage di gioia creativa".** Raccogli immagini, colori o oggetti che rappresentano la gioia che trovi nei tuoi sforzi creativi. Alla fine della settimana, rifletti su come il processo di creazione di questo collage ti ha portato felicità e soddisfazione.

Settimana 4: condividere la tua visione artistica con gli altri

La creatività è pensata per essere condivisa. Questa settimana, concentrati sulla condivisione della tua visione creativa con gli altri, attraverso la conversazione, la collaborazione o la visualizzazione del tuo lavoro.

Affermazioni quotidiane

Giovedì 22 maggio 2025

1. Sono fiducioso nel condividere la mia visione creativa con il mondo.

2. Oggi colgo l'opportunità di condividere la mia creatività con gli altri.

3. Confido che la mia espressione creativa ispirerà e si connetterà con coloro che mi circondano.

Venerdì 23 maggio 2025

1. Sono orgoglioso del mio lavoro creativo e fiducioso nel condividerlo con gli altri.

2. Oggi mi concentro sulla condivisione della mia visione creativa con coloro che la apprezzeranno.

3. Confido che la mia creatività ispirerà e porterà gioia agli altri.

Sabato 24 maggio 2025

1. Condivido la mia creatività con fiducia, sapendo che la mia visione è preziosa.

2. Oggi colgo l'opportunità di collaborare e connettermi con gli altri attraverso la mia creatività.

3. Confido che il mio lavoro creativo risuonerà con coloro che mi circondano.

Domenica 25 maggio 2025

1. Sono orgoglioso del mio lavoro creativo ed entusiasta di condividerlo con il mondo.
2. Oggi mi concentro nel condividere la mia visione artistica con coloro che la apprezzeranno.
3. Confido che la mia creatività ispirerà e eleverà coloro che mi circondano.

Lunedì 26 maggio 2025

1. Condivido con sicurezza la mia visione creativa, sapendo che è un riflesso del mio vero sé.
2. Oggi abbraccio la gioia di condividere la mia creatività con gli altri.
3. Confido nel potere della creatività per connettere e ispirare chi mi circonda.

Martedì 27 maggio 2025

1. Condivido la mia creatività con orgoglio, sapendo che è un riflesso della mia voce unica.
2. Oggi mi concentro sulla collaborazione con gli altri per dare vita alla mia visione creativa.

3. Confido che il mio lavoro creativo risuoni e si connetta con coloro che lo vedono.

Mercoledì 28 maggio 2025

1. Condivido il mio lavoro creativo con fiducia, sapendo che apporta valore agli altri.
2. Oggi celebro la gioia di condividere la mia visione artistica con il mondo.
3. Confido che la mia creatività ispirerà e eleverà coloro che mi circondano.

Attività di riflessione settimanale:

Questa settimana, impegnati in a **"Sfida di condivisione creativa".** Scegli uno dei tuoi progetti creativi, che si tratti di un'opera d'arte, di scrittura o di un'altra forma di autoespressione, e condividilo con qualcun altro. Puoi condividerlo con un amico, un familiare o persino pubblicarlo online. Alla fine della settimana, rifletti su come ti sei sentito a condividere la tua creatività con gli altri e quali connessioni o feedback hai ricevuto. Celebra il coraggio necessario per far conoscere il tuo lavoro al mondo.

Affermazioni quotidiane

Giovedì 29 maggio 2025

1. Sono orgoglioso di condividere la mia creatività con chi la apprezza.
2. Oggi mi concentro sulla gioia che deriva dal condividere la mia visione artistica con gli altri.
3. Confido che la mia espressione creativa porterà gioia e ispirazione a coloro che mi circondano.

Venerdì 30 maggio 2025

1. Condivido con sicurezza la mia creatività, sapendo che risuonerà con gli altri.
2. Oggi colgo l'opportunità di collaborare e connettermi con gli altri attraverso la mia visione artistica.
3. Confido che il mio lavoro creativo ispirerà e porterà gioia a coloro che lo sperimentano.

Sabato 31 maggio 2025

1. Celebro la gioia di condividere la mia creatività con il mondo.
2. Oggi rifletto sulle connessioni che ho stabilito attraverso la mia espressione artistica.
3. Confido che il mio lavoro creativo continuerà a ispirare ed elevare gli altri.

Esercizio mensile di riflessione e pianificazione

Mentre maggio volge al termine, rifletti sulla crescita creativa e sull'espressione personale che hai coltivato durante tutto il mese. Considera come condividere la tua visione artistica ti ha connesso con gli altri e ti ha portato gioia.

Attività di riflessione:

Crea un **"Diario di riflessione creativa"**. Scrivi o disegna le tue esperienze creative questo mese: cosa hai imparato, come sei cresciuto e come la condivisione della tua creatività ti ha influenzato. Usa questo diario come promemoria del potere dell'autoespressione e della creatività.

Pianificazione per il futuro:

1. Stabilisci 2-3 nuovi obiettivi creativi per il prossimo mese.
2. Identifica un nuovo sbocco creativo o progetto che vorresti esplorare.
3. Rifletti su come puoi continuare a esprimere il tuo vero sé e condividere la tua visione artistica con il mondo che va avanti.

Giugno

Connessioni e relazioni significative

Tema: Rafforzare i legami con i propri cari

Questo mese è dedicato a coltivare le relazioni significative nella tua vita. Che si tratti di approfondire i legami esistenti o di costruire nuove connessioni, l'obiettivo è concentrarsi sulla compassione, sulla comprensione e sulla celebrazione delle relazioni che portano gioia e soddisfazione nella tua vita.

Settimana 1: abbracciare la compassione e la comprensione

Compassione e comprensione sono fondamentali per costruire relazioni forti e sane. Questa settimana concentrati sulla pratica dell'empatia e della gentilezza in tutte le tue interazioni.

Affermazioni quotidiane

Domenica 1 giugno 2025

1. Abbraccio la compassione in tutte le mie relazioni, sapendo che rafforza le mie connessioni.

2. Oggi scelgo di avvicinarmi agli altri con empatia e gentilezza.

3. Confido che la comprensione mi avvicini a coloro a cui tengo.

Lunedì 2 giugno 2025

1. Pratico la compassione e la comprensione in ogni interazione.

2. Oggi scelgo di ascoltare con cuore aperto, sapendo che ciò approfondisce le mie relazioni.

3. Confido che mostrare gentilezza rafforzi i legami che condivido con gli altri.

Martedì 3 giugno 2025

1. Affronto tutte le mie relazioni con amore, compassione ed empatia.

2. Oggi mi concentro sulla comprensione del punto di vista di coloro a cui tengo.

3. Confido che la compassione favorisca connessioni più profonde.

Mercoledì 4 giugno 2025

1. Ascolto con empatia e comprensione, sapendo che mi avvicina agli altri.
2. Oggi mi concentro sull'essere compassionevole nelle mie parole e azioni.
3. Confido nella mia capacità di coltivare le mie relazioni attraverso l'amore e la gentilezza.

Giovedì 5 giugno 2025

1. Pratico la comprensione in tutte le mie interazioni, riconoscendo il potere dell'empatia.
2. Oggi colgo l'opportunità di approfondire le mie relazioni attraverso la compassione.
3. Confido che mostrare gentilezza apra la porta a connessioni significative.

Venerdì 6 giugno 2025

1. Mi concentro sull'essere compassionevole, paziente e comprensivo con coloro che amo.
2. Oggi scelgo di coltivare le mie relazioni praticando l'empatia e la gentilezza.

3. Confido nel potere della compassione per avvicinarmi agli altri.

Sabato 7 giugno 2025

1. Sono compassionevole e comprensivo in tutte le mie relazioni.
2. Oggi mi concentro nel mostrare gentilezza e pazienza nelle mie interazioni.
3. Confido che la mia compassione rafforzi i legami che condivido con gli altri.

Attività di riflessione settimanale:

Questa settimana, prova a **"Pratica della Compassione"**. Ogni giorno, fai uno sforzo intenzionale per mostrare compassione nelle tue interazioni, sia offrendo una parola gentile, ascoltando attivamente o essendo paziente. Alla fine della settimana, rifletti su come questa pratica ha approfondito le tue relazioni e su come puoi continuare a coltivare la compassione.

Settimana 2: riconnettersi con amici e familiari

A volte le relazioni possono allontanarsi, ma non è mai troppo tardi per riconnettersi. Questa settimana, concentrati sul contattare gli amici o i familiari con cui hai perso i contatti e sul riaccendere quei legami.

Affermazioni quotidiane

Domenica 8 giugno 2025

1. Sono aperto a riconnettermi con i miei cari, sapendo che porta gioia e soddisfazione.
2. Oggi mi adopero per raggiungere amici e familiari, riaccendendo vecchi legami.
3. Confido che i miei sforzi per riconnettermi porteranno amore e gioia nella mia vita.

Lunedì 9 giugno 2025

1. Mi prendo il tempo per coltivare e rinnovare i miei rapporti con i miei cari.

2. Oggi scelgo di contattare amici o familiari con cui ho perso i contatti, sapendo che ciò rafforzerà il nostro legame.

3. Confido che la riconnessione porterà energia positiva nella mia vita.

Martedì 10 giugno 2025

1. Abbraccio l'opportunità di riconnettermi con amici e familiari.

2. Oggi mi concentro sulla ricostruzione delle connessioni che si sono affievolite con il tempo.

3. Confido che, andando avanti, potrò rinnovare e rafforzare le mie relazioni.

Mercoledì 11 giugno 2025

1. Mi prendo il tempo per riconnettermi con coloro che sono stati importanti nella mia vita.

2. Oggi abbraccio la gioia che deriva dal riaccendere vecchie amicizie e legami.

3. Confido che le mie relazioni diventeranno più forti attraverso la riconnessione.

Giovedì 12 giugno 2025

1. Mi impegno a riconnettermi con i miei cari e a ricostruire relazioni forti.
2. Oggi mi rivolgo ad amici e parenti, sapendo che questo ci avvicinerà.
3. Confido che riconnettendomi porterò più amore e gioia nella mia vita.

Venerdì 13 giugno 2025

1. Sono grato per l'opportunità di riconnetterci con i nostri cari, rafforzando i nostri legami.
2. Oggi mi concentro sulla gioia che deriva dal riaccendere relazioni significative.
3. Confido che i miei sforzi per riconnettermi porteranno cambiamenti positivi e duraturi alle mie relazioni.

Sabato 14 giugno 2025

1. Abbraccio la possibilità di riconnettermi con coloro che sono stati importanti nella mia vita.

2. Oggi, mi impegno a rinnovare e rafforzare le mie amicizie e i miei legami familiari.

3. Confido che le mie relazioni fioriranno quando mi riconnetterò con coloro che amo.

Attività di riflessione settimanale:

Per la riflessione di questa settimana, prova a **"Sfida di riconnessione."** Ogni giorno, contatta qualcuno con cui non parli da un po', che si tratti di una telefonata, di un messaggio di testo o di una lettera. Alla fine della settimana, rifletti su come ti ha fatto sentire il ricongiungimento con vecchi amici o familiari e su come ha influenzato le tue relazioni.

Settimana 3: costruire nuove amicizie nella tua comunità

Costruire nuove amicizie è essenziale per la crescita personale e il senso di appartenenza. Questa settimana concentrati sulla creazione di connessioni all'interno della tua comunità e sull'apertura a nuove relazioni.

Affermazioni quotidiane

Domenica 15 giugno 2025

1. Sono aperto a costruire nuove amicizie che portino gioia e soddisfazione nella mia vita.
2. Oggi colgo l'opportunità di incontrare nuove persone e creare connessioni significative.
3. Confido nella mia capacità di formare amicizie durature all'interno della mia comunità.

Lunedì 16 giugno 2025

1. Abbraccio la possibilità di nuove amicizie, sapendo che portano felicità nella mia vita.
2. Oggi mi impegno a entrare in contatto con nuove persone nella mia comunità.
3. Confido che la mia apertura a nuove amicizie porterà a connessioni significative.

Martedì 17 giugno 2025

1. Sono aperto a creare nuove amicizie significative nella mia vita.

2. Oggi scelgo di essere aperto e disponibile, accogliendo nuove persone nella mia vita.

3. Confido nella mia capacità di formare amicizie forti e durature.

Mercoledì 18 giugno 2025

1. Colgo l'opportunità di costruire nuove amicizie all'interno della mia comunità.

2. Oggi mi concentro sull'essere aperto all'incontro con nuove persone e alla formazione di nuovi legami.

3. Confido che la mia apertura porterà a relazioni nuove e appaganti.

Giovedì 19 giugno 2025

1. Sono entusiasta di incontrare nuove persone e creare amicizie durature.

2. Oggi mi apro a nuove amicizie, sapendo che arricchiranno la mia vita.

3. Confido nella mia capacità di creare connessioni forti e significative.

Venerdì 20 giugno 2025

1. Accolgo nuove amicizie nella mia vita con il cuore e la mente aperti.
2. Oggi mi concentro sulla creazione di nuove connessioni che portino gioia e soddisfazione.
3. Confido che la mia capacità di connettermi con gli altri porterà amicizie significative nella mia vita.

Sabato 21 giugno 2025

1. Sono aperto a incontrare nuove persone e costruire nuove amicizie.
2. Oggi abbraccio la possibilità di nuove relazioni significative nella mia vita.
3. Confido nella mia capacità di creare connessioni durature con chi mi circonda.

Attività di riflessione settimanale:

Questa settimana, partecipa a a **"Sfida di connessione comunitaria".** Ogni giorno, sforzati di interagire con qualcuno di nuovo nella tua comunità, che si tratti di un vicino, di un collega o di qualcuno che incontri in un contesto sociale. Alla fine della settimana, rifletti su come queste nuove interazioni hanno contribuito al tuo senso di appartenenza.

Settimana 4: Celebrare le relazioni

Questa settimana è dedicata alla celebrazione delle relazioni che hai coltivato durante il mese. Prenditi del tempo per apprezzare le connessioni che hai costruito e rafforzato e riconosci la gioia che portano nella tua vita.

Affermazioni quotidiane

Domenica 22 giugno 2025

1. Celebro l'amore e la gioia che le mie relazioni portano nella mia vita.
2. Oggi mi concentro sull'apprezzamento delle connessioni significative che ho costruito.

3. Confido nella forza delle relazioni che ho coltivato con amore e cura.

Lunedì 23 giugno 2025

1. Sono grato per le relazioni significative che ho nella mia vita.
2. Oggi celebro l'amore, il sostegno e la gioia che le mie relazioni mi portano.
3. Confido che i miei legami con gli altri continueranno a crescere e prosperare.

Martedì 24 giugno 2025

1. Celebro le relazioni che portano felicità e realizzazione nella mia vita.
2. Oggi mi prendo del tempo per apprezzare le persone che mi amano e mi sostengono.
3. Confido nella forza dei legami che ho coltivato con coloro che mi circondano.

Mercoledì 25 giugno 2025

1. Sono grato per le connessioni significative che ho stretto con gli altri.

2. Oggi celebro l'amore e la gioia che le mie relazioni portano nella mia vita.

3. Confido che i legami che ho creato continueranno a rafforzarsi nel tempo.

Giovedì 26 giugno 2025

1. Celebro l'amore, la gioia e il sostegno che le mie relazioni mi portano.

2. Oggi mi concentro sull'apprezzamento delle connessioni che ho coltivato con amore e cura.

3. Confido che le mie relazioni continueranno a portarmi felicità e soddisfazione.

Venerdì 27 giugno 2025

1. Sono grato per le relazioni che ho costruito e celebro la loro importanza nella mia vita.

2. Oggi mi prendo del tempo per mostrare apprezzamento per le persone che mi amano e mi supportano.

3. Confido nel potere delle relazioni significative di portare gioia e soddisfazione nella mia vita.

Sabato 28 giugno 2025

1. Celebro la gioia e l'appagamento che le mie relazioni mi portano ogni giorno.
2. Oggi mi concentro sull'onorare le persone che mi amano e mi sostengono.
3. Confido che le connessioni significative che ho costruito continueranno a prosperare.

Attività di riflessione settimanale:

Questa settimana, prova a **"Rituale di celebrazione della relazione"**. Prenditi del tempo ogni giorno per celebrare le tue relazioni esprimendo gratitudine a coloro che sono stati importanti per te. Che si tratti di un biglietto di ringraziamento, di un gesto premuroso o di trascorrere del tempo di qualità insieme, concentrati sul mostrare apprezzamento per l'amore e il sostegno che hai ricevuto.

Affermazioni quotidiane

Domenica 29 giugno 2025

1. Celebro le relazioni forti e significative della mia vita.
2. Oggi rifletto sull'amore e sul sostegno che ho ricevuto da coloro che mi circondano.
3. Confido nel potere dell'amore e della connessione per portarmi una felicità duratura.

Lunedì 30 giugno 2025

1. Sono grato per le relazioni significative che portano gioia e soddisfazione nella mia vita.
2. Oggi celebro i legami che ho coltivato con amore, gentilezza e cura.
3. Confido che le mie relazioni continueranno a portarmi felicità e pace.

Esercizio mensile di riflessione e pianificazione

Mentre giugno volge al termine, prenditi un momento per riflettere sulle relazioni che hai coltivato e sulle connessioni che hai costruito. Considera come queste relazioni hanno portato gioia, sostegno e amore nella tua vita.

Attività di riflessione:

Crea un **"Lista della gratitudine per la connessione"**. Annota le persone della tua vita che ti hanno sostenuto questo mese e rifletti su come il loro amore e la loro cura hanno influenzato te. Usa questo elenco per ricordare l'importanza delle connessioni significative nella tua vita.

Pianificazione per il futuro:

1. Stabilisci 2-3 obiettivi per rafforzare le tue relazioni nel prossimo mese.
2. Identifica un nuovo modo per coltivare le tue relazioni, attraverso tempo di qualità, comunicazione o atti di gentilezza.

3. Rifletti su come puoi continuare a costruire nuove connessioni e rafforzare i legami che hai creato.

Luglio

Salute e Benessere

Tema: Coltivare il corpo e la mente

Questo mese è dedicato al nutrimento sia del tuo corpo che della tua mente. La salute e il benessere sono essenziali per vivere una vita appagante e le affermazioni e le attività di questo mese ti aiuteranno a concentrarti sul mantenimento dell'equilibrio, del riposo e di routine sane.

Settimana 1: onorare i bisogni del proprio corpo

Il tuo corpo merita di essere trattato con cura e rispetto. Questa settimana concentrati sull'ascolto del tuo corpo e sul fornirgli il nutrimento e le cure di cui ha bisogno per prosperare.

Affermazioni quotidiane

Martedì 1 luglio 2025

1. Onoro il mio corpo e ascolto i suoi bisogni con amore e cura.
2. Oggi nutro il mio corpo con cibo sano, esercizio fisico e riposo.

3. Confido nella capacità del mio corpo di supportarmi mentre me ne prendo cura.

Mercoledì 2 luglio 2025

1. Rispetto il mio corpo e gli do l'attenzione e la cura che merita.
2. Oggi mi concentro sul fornire al mio corpo il nutrimento di cui ha bisogno per prosperare.
3. Confido nella mia capacità di ascoltare il mio corpo e onorare i suoi bisogni.

Giovedì 3 luglio 2025

1. Onoro il mio corpo dandogli la cura e l'attenzione di cui ha bisogno per sentirsi forte e sano.
2. Oggi mi concentro sul fare scelte che supportino il mio benessere fisico.
3. Confido che prendendomi cura del mio corpo, sostengo la mia salute generale e la mia felicità.

Venerdì 4 luglio 2025

1. Rispetto e mi prendo cura del mio corpo, sapendo che è il fondamento del mio benessere.
2. Oggi ascolto il mio corpo e gli do ciò di cui ha bisogno per sentirsi nutrito e forte.
3. Confido che onorando il mio corpo, sto facendo un passo importante verso la salute e il benessere.

Sabato 5 luglio 2025

1. Do al mio corpo il nutrimento, l'esercizio e il riposo di cui ha bisogno per sentirsi al meglio.
2. Oggi ascolto il mio corpo e rispondo ai suoi bisogni con amore e cura.
3. Confido nella capacità del mio corpo di supportarmi quando me ne prendo cura adeguatamente.

Domenica 6 luglio 2025

1. Onoro il mio corpo dandogli la cura che merita ogni giorno.

2. Oggi mi concentro sul fare scelte che supportino la mia salute fisica e mentale.

3. Confido che ascoltando il mio corpo, sto facendo le scelte migliori per il mio benessere.

Lunedì 7 luglio 2025

1. Rispetto il mio corpo e gli do l'attenzione e la cura di cui ha bisogno per prosperare.

2. Oggi onoro il mio corpo nutrendolo con cibo sano, riposo ed esercizio fisico.

3. Confido nella mia capacità di ascoltare i bisogni del mio corpo e di prendermene cura con amore.

Attività di riflessione settimanale:

Questa settimana, prova a **"Sfida per la cura del corpo"**. Ogni giorno, concentrati su un modo specifico per onorare il tuo corpo, mangiando cibo nutriente, facendo una lunga passeggiata, praticando un leggero stretching o riposando molto. Alla fine della settimana, rifletti su come ascoltare i bisogni del tuo corpo ti ha aiutato a sentirti più equilibrato ed energico.

Settimana 2: mantenere una routine sana

Creare e attenersi a una routine sana è la chiave per mantenere il benessere. Questa settimana, concentrati sullo sviluppo di abitudini che supportino il tuo benessere fisico e mentale.

Affermazioni quotidiane

Martedì 8 luglio 2025

1. Mi impegno a mantenere una routine sana che supporti il mio benessere.
2. Oggi mi concentro sulla costruzione di abitudini che nutrono il mio corpo e la mia mente.
3. Confido nella mia capacità di mantenere una routine che promuova la salute e il benessere.

Mercoledì 9 luglio 2025

1. Seguo una routine sana che mi aiuta a sentirmi al meglio.
2. Oggi creo abitudini che supportano la mia salute fisica e mentale.

3. Confido che il mio impegno per una routine sana porterà benefici a lungo termine.

Giovedì 10 luglio 2025

1. Ogni giorno faccio scelte che supportano la mia salute e il mio benessere.
2. Oggi mi concentro sul mantenimento di una routine che promuova l'equilibrio nella mia vita.
3. Confido nella mia capacità di costruire abitudini sane che nutrono il mio corpo e la mia mente.

Venerdì 11 luglio 2025

1. Mi impegno a creare e mantenere una routine che supporti la mia salute generale.
2. Oggi mi concentro sulla coerenza nelle mie abitudini sane, sapendo che mi porterà benefici a lungo termine.
3. Confido che le routine sane che costruisco porteranno a un benessere duraturo.

Sabato 12 luglio 2025

1. Seguo abitudini sane che mi aiutano a sentirmi forte ed energico.
2. Oggi mi concentro sulla creazione di una routine che supporti il mio benessere fisico e mentale.
3. Confido nella mia capacità di mantenere una routine sana che promuova la salute a lungo termine.

Domenica 13 luglio 2025

1. Creo una routine che nutre il mio corpo e la mia mente ogni giorno.
2. Oggi mi impegno a mantenere abitudini che supportino la mia salute e la mia felicità.
3. Confido nel potere della coerenza per portarmi salute e benessere duraturi.

Lunedì 14 luglio 2025

1. Costruisco una routine sana che supporti il mio benessere fisico e mentale.

2. Oggi mi concentro sulla coerenza delle mie abitudini sane, sapendo che mi porteranno benefici a lungo termine.

3. Confido nella mia capacità di mantenere una routine che promuova equilibrio e benessere.

Attività di riflessione settimanale:

Questa settimana, prova a **"Monitoraggio delle abitudini sane."** Ogni giorno, fai un elenco delle abitudini sane che desideri incorporare nella tua routine (ad esempio idratazione, esercizio fisico, meditazione). Tieni traccia dei tuoi progressi quotidianamente e, alla fine della settimana, rifletti su come il mantenimento di queste abitudini ha influito sul tuo benessere generale.

Settimana 3: Trovare l'equilibrio tra mente e corpo

Il vero benessere deriva dal bilanciamento della salute fisica e mentale. Questa settimana concentrati su attività che ti aiutano a trovare l'armonia tra mente e corpo.

Affermazioni quotidiane

Martedì 15 luglio 2025

1. Trovo l'equilibrio tra la mia mente e il mio corpo, sapendo che è la chiave del mio benessere.
2. Oggi mi concentro su attività che nutrono la mia salute fisica e mentale.
3. Confido nella mia capacità di creare armonia tra la mia mente e il mio corpo.

Mercoledì 16 luglio 2025

1. Nutro la mia mente e il mio corpo allo stesso modo, sapendo che lavorano insieme per sostenere il mio benessere.
2. Oggi mi concentro sul bilanciamento della mia salute mentale e fisica attraverso pratiche consapevoli.
3. Confido che trovare l'equilibrio tra la mia mente e il mio corpo mi porterà pace e benessere.

Giovedì 17 luglio 2025

1. Creo armonia tra la mia mente e il mio corpo prendendomi cura di entrambi.
2. Oggi mi concentro su pratiche che promuovono l'equilibrio e il benessere in tutti gli ambiti della mia vita.
3. Confido nel potere dell'equilibrio per portarmi salute e felicità durature.

Venerdì 18 luglio 2025

1. Trovo pace e benessere curando la mia salute mentale e fisica.
2. Oggi mi concentro su attività che portano armonia alla mia mente e al mio corpo.
3. Confido nella mia capacità di creare equilibrio e benessere nella mia vita.

Sabato 19 luglio 2025

1. Mi impegno ogni giorno a trovare l'equilibrio tra la mia mente e il mio corpo.

2. Oggi abbraccio pratiche che mi aiutano a coltivare la mia salute mentale e fisica.

3. Confido che l'equilibrio mi porterà pace e benessere duraturi.

Domenica 20 luglio 2025

1. Trovo l'armonia tra la mia mente e il mio corpo, sapendo che è la chiave per la mia salute generale.

2. Oggi mi concentro sul bilanciamento del mio benessere mentale e fisico attraverso la cura di me stesso.

3. Confido che nutrendo sia la mia mente che il mio corpo, raggiungerò il vero benessere.

Lunedì 21 luglio 2025

1. Onoro la connessione tra la mia mente e il mio corpo prendendomi cura di entrambi allo stesso modo.

2. Oggi mi concentro su pratiche che portano equilibrio e armonia nella mia vita.

3. Confido che trovare l'equilibrio tra la mia mente e il mio corpo mi porterà salute e felicità durature.

Attività di riflessione settimanale:

Questa settimana, esercitati a **"Routine di equilibrio mente-corpo".** Ogni giorno, impegnati in un'attività fisica (come yoga, camminata o stretching) e un'attività mentale (come meditazione, journaling o consapevolezza). Alla fine della settimana, rifletti su come queste pratiche ti hanno aiutato a creare equilibrio tra mente e corpo.

Settimana 4: dare priorità al riposo e al relax

Riposo e relax sono essenziali per la salute fisica e mentale. Questa settimana concentrati sul concederti il permesso di riposarti e ricaricarti, sapendo che è una parte vitale del benessere.

Affermazioni quotidiane

Martedì 22 luglio 2025

1. Dò priorità al riposo e al relax, sapendo che è la chiave del mio benessere.

2. Oggi mi concedo il permesso di riposare, sapendo che è essenziale per la mia salute.

3. Confido che riposando nutro sia il mio corpo che la mia mente.

Mercoledì 23 luglio 2025

1. Onoro il mio bisogno di riposo e relax, sapendo che fa parte di uno stile di vita sano.

2. Oggi mi concedo di rilassarmi e ricaricarmi, sapendo che ciò andrà a beneficio del mio benessere generale.

3. Confido nel potere del riposo per ripristinare la mia energia e la pace della mente.

Giovedì 24 luglio 2025

1. Mi concedo il permesso di riposarmi, sapendo che il relax è una parte vitale del benessere.

2. Oggi mi concentro sul relax e sulla ricarica, sapendo che mi aiuterà a sentirmi equilibrato ed energico.

3. Confido nell'importanza del riposo per sostenere la mia salute fisica e mentale.

Venerdì 25 luglio 2025

1. Dò priorità al riposo e al relax, sapendo che è la chiave del mio benessere.

2. Oggi mi concedo una pausa e mi concentro sul riposo e sulla ricarica.

3. Confido che riposando sostengo la mia salute e felicità a lungo termine.

Sabato 26 luglio 2025

1. Onoro il mio bisogno di riposo e relax, sapendo che è essenziale per il mio benessere generale.

2. Oggi mi concedo il permesso di riposarmi, sapendo che è una parte vitale della cura di me stesso.

3. Confido nel potere del rilassamento per ripristinare la mia energia e il mio benessere.

Domenica 27 luglio 2025

1. Faccio del riposo e del relax una priorità nella mia vita quotidiana.

2. Oggi mi concentro sul dare al mio corpo e alla mia mente il riposo di cui hanno bisogno per sentirsi riposati e ricaricati.

3. Confido che il riposo e il relax siano essenziali per la mia salute e il mio benessere a lungo termine.

Lunedì 28 luglio 2025

1. Dò priorità al riposo e al relax, sapendo che è essenziale per il mio benessere fisico e mentale.

2. Oggi mi concedo di riposarmi e rilassarmi, sapendo che ciò porterà benefici alla mia salute generale.

3. Confido che riposando, sto nutrendo sia il mio corpo che la mia mente.

Attività di riflessione settimanale:

Questa settimana, crea un file **"Routine di riposo e relax."** Ogni giorno, dedica del tempo al relax intenzionale, che si tratti di respirare profondamente, leggere, fare un pisolino o trascorrere del tempo tranquillo da solo. Alla fine della settimana, rifletti su come dare priorità al riposo ha migliorato il tuo benessere fisico e mentale.

Affermazioni quotidiane

Martedì 29 luglio 2025

1. Do la priorità al riposo e al relax, sapendo che è essenziale per la mia salute.

2. Oggi mi permetto di riposarmi, sapendo che mi aiuterà a sentirmi più equilibrato ed energico.

3. Confido nel potere del riposo per ripristinare la mia energia e il mio benessere.

Mercoledì 30 luglio 2025

1. Mi concedo il permesso di riposarmi e rilassarmi, sapendo che è essenziale per il mio benessere.

2. Oggi mi concentro sul riposo e sulla ricarica, sapendo che porterà benefici al mio corpo e alla mia mente.

3. Confido che il riposo e il relax siano la chiave per mantenere la mia salute e la mia felicità.

Giovedì 31 luglio 2025

1. Onoro il mio bisogno di riposo, sapendo che è una parte vitale del mio benessere generale.

2. Oggi mi permetto di rilassarmi e ricaricarmi completamente, sapendo che mi aiuterà a sentirmi in equilibrio.

3. Confido nell'importanza del riposo e del relax per sostenere la mia salute a lungo termine.

Esercizio mensile di riflessione e pianificazione

Mentre luglio volge al termine, prenditi del tempo per riflettere su come hai nutrito il tuo corpo e la tua mente questo mese. Considera in che modo il mantenimento dell'equilibrio, il riposo e una routine sana hanno contribuito al tuo benessere generale.

Attività di riflessione:

Crea un **"Diario del benessere"**. Annota i modi in cui hai onorato il tuo corpo e la tua mente questo mese, sia attraverso l'esercizio fisico, un'alimentazione sana, il riposo o le pratiche mentali. Rifletti su come queste abitudini hanno migliorato la tua salute e il tuo benessere.

Pianificazione per il futuro:

1. Stabilisci 2-3 nuovi obiettivi di salute e benessere per il prossimo mese.
2. Identifica un'area della tua salute fisica o mentale su cui vorresti concentrare maggiore attenzione.

3. Rifletti su come puoi continuare a dare priorità al riposo, all'equilibrio e al benessere nella tua vita quotidiana andando avanti.

Agosto

Trovare scopo ed eredità

Tema: Vivere una vita significativa

Questo mese è dedicato alla riflessione sullo scopo che hai trovato nella vita, sul modo in cui hai avuto un impatto e sull'eredità che stai costruendo. Che si tratti dei tuoi risultati, delle tue relazioni o della crescita personale, prenditi del tempo per celebrare il significato della tua vita e l'impatto duraturo che ti stai lasciando alle spalle.

Settimana 1: Rifletti sui tuoi risultati

La tua vita è piena di momenti di successo, crescita e realizzazione. Questa settimana concentrati sulla riflessione su ciò che hai realizzato e su come questi momenti hanno plasmato il tuo senso di scopo.

Affermazioni quotidiane

Venerdì 1 agosto 2025

1. Celebro i miei successi e la crescita che mi hanno portato.
2. Oggi rifletto sui successi della mia vita e su come hanno plasmato il mio viaggio.

3. Confido nell'impatto che i miei risultati hanno avuto sulla mia vita e su quella degli altri.

Sabato 2 agosto 2025

1. Onoro i risultati che ho ottenuto nel corso della mia vita.
2. Oggi mi prendo del tempo per apprezzare quanta strada ho fatto e i progressi che ho fatto.
3. Confido che i miei successi siano il riflesso del mio duro lavoro e della mia dedizione.

Domenica 3 agosto 2025

1. Sono orgoglioso dei risultati raggiunti che mi hanno aiutato a crescere ed evolvermi.
2. Oggi rifletto sui miei successi e sullo scopo che hanno portato nella mia vita.
3. Confido che i miei risultati siano significativi e preziosi.

Lunedì 4 agosto 2025

1. Celebro i miei successi e il significato che hanno dato alla mia vita.

2. Oggi mi concentro sulla riflessione sui momenti di successo che hanno plasmato il mio viaggio.

3. Confido che i miei risultati abbiano creato un impatto positivo su me stesso e sugli altri.

Martedì 5 agosto 2025

1. Sono orgoglioso dei risultati che ho ottenuto nel corso della mia vita.

2. Oggi rifletto su come i miei successi hanno plasmato il mio senso di scopo.

3. Confido nel significato dei miei risultati e nell'eredità che hanno creato.

Mercoledì 6 agosto 2025

1. Sono grato per i risultati che hanno dato significato alla mia vita.

2. Oggi mi prendo del tempo per riflettere sull'impatto positivo che hanno avuto i miei risultati.

3. Confido che i miei risultati abbiano contribuito a creare uno scopo nella vita.

Giovedì 7 agosto 2025

1. Celebro i miei successi, sapendo che mi hanno aiutato a vivere una vita piena di significato.

2. Oggi mi concentro sulla crescita e sullo scopo che derivano dai miei risultati.

3. Confido nell'eredità che sto costruendo attraverso i miei risultati.

Attività di riflessione settimanale:

Questa settimana, crea un **"Diario dei risultati"**. Ogni giorno, scrivi uno o più risultati di cui sei orgoglioso, siano essi personali, professionali o relazionali. Alla fine della settimana, rifletti su come questi risultati hanno dato significato alla tua vita e plasmato il tuo scopo.

Settimana 2: lasciare un impatto duraturo

Le nostre vite lasciano increspature che influenzano gli altri in modi profondi. Questa settimana, rifletti sui modi in cui hai lasciato un segno positivo su chi ti circonda e su come continui ad avere un impatto.

Affermazioni quotidiane

Venerdì 8 agosto 2025

1. Lascio un impatto duraturo e positivo sulle persone della mia vita.
2. Oggi mi concentro sui modi in cui ho fatto la differenza nella vita degli altri.
3. Confido che le mie azioni abbiano lasciato un'eredità significativa e duratura.

Sabato 9 agosto 2025

1. Lascio dietro di me un'eredità di amore,
   gentilezza e impatto positivo.

2. Oggi rifletto sui modi in cui la mia vita ha
   influenzato positivamente gli altri.

3. Confido che i miei contributi abbiano reso il
   mondo un posto migliore.

Domenica 10 agosto 2025

1. Sono orgoglioso dell'impatto positivo che ho
   avuto sulla vita di chi mi circonda.

2. Oggi mi concentro sul lasciare un'eredità
   duratura e significativa attraverso le mie azioni.

3. Confido che i miei sforzi abbiano creato un
   effetto a catena di cambiamento positivo.

Lunedì 11 agosto 2025

1. Lascio un impatto duraturo vivendo una vita
   piena di scopi e intenzioni.

2. Oggi rifletto sui modi in cui il lavoro della mia
   vita ha influenzato e ispirato gli altri.

3. Confido che l'eredità che lascio dietro sia di gentilezza, compassione e impatto.

Martedì 12 agosto 2025

1. Sono orgoglioso dell'influenza positiva che ho avuto sul mondo che mi circonda.
2. Oggi mi concentro sui modi in cui continuo ad avere un impatto attraverso le mie azioni e scelte.
3. Confido che la mia eredità sia quella di un cambiamento positivo e di un contributo significativo.

Mercoledì 13 agosto 2025

1. Ho un impatto duraturo vivendo la mia vita con scopo e cura.
2. Oggi rifletto sui modi in cui il lavoro e le relazioni della mia vita hanno lasciato un segno positivo.

3. Confido che i miei contributi abbiano creato un'eredità di amore e gentilezza.

Giovedì 14 agosto 2025

1. Lascio dietro di me un'eredità di impatto positivo attraverso le mie parole, azioni e gentilezza.
2. Oggi mi concentro sulla differenza che ho fatto nella vita degli altri e nel mondo.
3. Confido che la mia vita abbia creato un'eredità significativa che durerà oltre i miei anni.

Attività di riflessione settimanale:

Questa settimana, esercitati a **"Esercizio di riflessione sull'eredità".** Ogni giorno, scrivi un modo in cui hai avuto un impatto positivo sugli altri, sia attraverso le relazioni, il lavoro o il coinvolgimento nella comunità. Alla fine della settimana, rifletti su come le tue azioni hanno creato un'eredità duratura e su come puoi continuare a fare la differenza.

Settimana 3: Scoprire nuovi scopi nella vita successiva

Lo scopo si evolve nel tempo e le nuove fasi della vita portano nuove opportunità di significato. Questa settimana concentrati sull'esplorazione di nuovi scopi e modi per trovare soddisfazione in questa fase del tuo viaggio.

Affermazioni quotidiane

Venerdì 15 agosto 2025

1. Abbraccio i nuovi scopi e le opportunità che la vita mi offre in ogni fase.
2. Oggi esploro nuovi modi per trovare significato e realizzazione in questa fase della mia vita.
3. Confido che il mio scopo continui ad evolversi, portandomi gioia e soddisfazione.

Sabato 16 agosto 2025

1. Sono aperto alla scoperta di nuovi scopi mentre mi muovo attraverso le diverse fasi della vita.

2. Oggi mi concentro sulla ricerca di nuove opportunità di crescita e realizzazione.

3. Confido che la mia vita continui ad avere significato e scopo, indipendentemente dalla mia età.

Domenica 17 agosto 2025

1. Abbraccio i nuovi scopi che emergono man mano che cresco ed evolvo.

2. Oggi mi concentro sulla ricerca di nuovi modi per portare gioia e significato nella mia vita.

3. Confido che il mio scopo sia in continua evoluzione, avvicinandomi a una vita appagante.

Lunedì 18 agosto 2025

1. Sono aperto alla scoperta di nuove fonti di scopo e realizzazione in questa fase della mia vita.

2. Oggi mi concentro sulla ricerca della gioia nelle nuove esperienze e opportunità.

3. Confido che la mia vita abbia uno scopo e un significato, non importa dove mi trovo nel mio viaggio.

Martedì 19 agosto 2025

1. Abbraccio i nuovi scopi che arrivano in ogni fase della vita.
2. Oggi esploro nuovi modi per trovare appagamento e gioia nella mia vita quotidiana.
3. Confido che il mio scopo continui a crescere ed evolversi, portandomi pace e soddisfazione.

Mercoledì 20 agosto 2025

1. Sono entusiasta di scoprire nuovi scopi e opportunità di crescita.
2. Oggi mi concentro sull'esplorazione di nuovi percorsi che portano significato e gioia nella mia vita.
3. Confido che il mio scopo continuerà ad evolversi e a portare compimento.

Giovedì 21 agosto 2025

1. Trovo nuovi scopi nei piccoli momenti della vita quotidiana.

2. Oggi mi concentro sull'esplorazione di nuove fonti di gioia e significato in questa fase del mio viaggio.

3. Confido che la mia vita sia piena di scopi, non importa dove mi trovo nel mio viaggio.

Attività di riflessione settimanale:

Questa settimana, prova a **"Sfida per l'esplorazione di nuovi scopi"**. Ogni giorno, esplora qualcosa di nuovo, che si tratti di un hobby, di un'opportunità di volontariato o semplicemente di un'attività riflessiva che abbia un significato. Alla fine della settimana, rifletti su come queste nuove esperienze ti hanno aiutato a scoprire nuovi scopi e fonti di realizzazione.

Settimana 4: Celebrare la tua eredità

Quest'ultima settimana riguarda la celebrazione dell'eredità che hai costruito nel corso della tua vita. Che sia attraverso i tuoi risultati, le tue relazioni o l'impatto che hai avuto sul mondo, prenditi del tempo per onorare l'eredità che hai creato.

Affermazioni quotidiane

Venerdì 22 agosto 2025

1. Celebro l'eredità che ho costruito attraverso i miei risultati e le mie relazioni.
2. Oggi rifletto sull'impatto positivo che la mia vita ha avuto sugli altri.
3. Confido che la mia eredità continuerà a ispirare e portare gioia a chi mi circonda.

Sabato 23 agosto 2025

1. Onoro l'eredità che ho creato attraverso l'amore, la gentilezza e l'impatto positivo.
2. Oggi mi concentro sulla celebrazione dei contributi che ho dato nel corso della mia vita.

3. Confido che la mia eredità continuerà a vivere attraverso le vite che ho toccato.

Domenica 24 agosto 2025

1. Sono orgoglioso dell'eredità che ho creato attraverso le mie azioni e relazioni.
2. Oggi celebro i contributi significativi che ho dato al mondo che mi circonda.
3. Confido che la mia eredità continuerà a portare positività e ispirazione agli altri.

Lunedì 25 agosto 2025

1. Celebro l'impatto positivo che ho avuto sulla vita di coloro che mi circondano.
2. Oggi rifletto sull'eredità che ho costruito attraverso i miei risultati e le mie relazioni.
3. Confido che la mia eredità continuerà a vivere, portando gioia e ispirazione agli altri.

Martedì 26 agosto 2025

1. Onoro l'eredità che ho creato attraverso l'amore, la compassione e l'influenza positiva.

2. Oggi mi concentro sulla celebrazione dei modi in cui ho fatto la differenza nella vita degli altri.

3. Confido che la mia eredità continuerà a ispirare le generazioni future.

Mercoledì 27 agosto 2025

1. Sono orgoglioso dell'eredità che ho creato, sapendo che avrà un impatto duraturo.

2. Oggi celebro i contributi significativi che ho dato nel corso della mia vita.

3. Confido che la mia eredità continuerà a portare positività e gioia a chi mi circonda.

Giovedì 28 agosto 2025

1. Celebro l'eredità duratura che ho costruito attraverso l'amore, la gentilezza e lo scopo.

2. Oggi mi concentro sul onorare il modo in cui ho avuto un impatto duraturo sul mondo.

3. Confido che la mia eredità continuerà a portare amore e gioia a coloro che si ricordano di me.

Attività di riflessione settimanale:

Questa settimana, crea un file **"Diario delle celebrazioni dell'eredità"**. Ogni giorno, scrivi di un modo in cui hai lasciato un impatto duraturo sugli altri, attraverso una relazione, un progetto o un atto di gentilezza. Alla fine della settimana, rifletti su come questi contributi hanno costruito la tua eredità e su come puoi continuare a celebrare il lavoro della tua vita.

Affermazioni quotidiane

Venerdì 29 agosto 2025

1. Celebro l'eredità che ho costruito attraverso il lavoro e le relazioni della mia vita.
2. Oggi rifletto sull'impatto che ho avuto sulla vita di coloro che mi circondano.
3. Confido che la mia eredità continuerà a ispirare e portare gioia agli altri.

Sabato 30 agosto 2025

1. Onoro l'eredità duratura che ho creato attraverso l'amore e l'influenza positiva.
2. Oggi mi concentro sulla celebrazione dei modi in cui ho avuto un impatto significativo sugli altri.
3. Confido che la mia eredità continuerà a vivere attraverso le vite che ho toccato.

Domenica 31 agosto 2025

1. Sono orgoglioso dell'eredità che ho creato e della differenza che ho fatto nel mondo.
2. Oggi celebro l'influenza positiva che ho avuto sugli altri.
3. Confido che la mia eredità continuerà a portare gioia e ispirazione alle generazioni future.

Esercizio mensile di riflessione e pianificazione

Mentre agosto volge al termine, prenditi del tempo per riflettere sull'eredità che hai costruito e sullo scopo che hai trovato nel corso della tua vita. Celebra il modo in cui hai avuto un impatto sul mondo e sulle persone intorno a te.

Attività di riflessione:

Crea un **"Collage dell'eredità"**. Raccogli foto, citazioni o simboli che rappresentano i modi in cui hai avuto un impatto duraturo sugli altri. Usa questo collage come promemoria della vita significativa che hai vissuto e dell'eredità che hai creato.

Pianificazione per il futuro:

1. Stabilisci 2-3 nuovi obiettivi per continuare ad avere un impatto positivo nel prossimo mese.
2. Identifica un'area in cui vorresti concentrare più energie per lasciare un'eredità duratura.
3. Rifletti su come puoi continuare a vivere una vita con uno scopo, costruendo un'eredità che ispirerà le generazioni future.

Settembre

Gestione del tempo e semplicità

Tema: Semplificare e rallentare

Questo mese riguarda il rallentamento, la semplificazione della vita e la concentrazione su ciò che conta veramente. Gestendo saggiamente il tuo tempo e lasciando andare lo stress inutile, puoi creare spazio per la pace, la gioia e le esperienze significative. Le affermazioni e le attività di questo mese ti aiuteranno a concentrarti sul vivere una vita più intenzionale e pacifica.

Settimana 1: dare priorità a ciò che conta veramente

La vita diventa più semplice quando ci concentriamo su ciò che è veramente importante. Questa settimana, rifletti sui tuoi valori e su ciò che conta di più per te. Lascia che questo guidi le tue decisioni e la gestione del tempo.

Affermazioni quotidiane

Lunedì 1 settembre 2025

1. Mi concentro su ciò che conta veramente, lasciando andare le distrazioni.

2. Oggi do la priorità alle persone, alle attività e ai valori che danno significato alla mia vita.

3. Confido che concentrandomi su ciò che è importante, creerò una vita piena di scopo e gioia.

Martedì 2 settembre 2025

1. Dedico il mio tempo e le mie energie a ciò che conta di più.

2. Oggi mi concentro sull'allineamento delle mie azioni ai miei valori fondamentali.

3. Confido che dando la priorità a ciò che è importante, mi sentirò realizzato e in pace.

Mercoledì 3 settembre 2025

1. Semplifico la mia vita concentrandomi su ciò che conta veramente.

2. Oggi scelgo di dedicare il mio tempo alle persone e alle cose che mi danno gioia e soddisfazione.

3. Confido nella mia capacità di dare priorità a ciò che è significativo e di lasciare andare il resto.

Giovedì 4 settembre 2025

1. Mi concentro su ciò che mi porta gioia e pace, lasciando andare le distrazioni.
2. Oggi faccio scelte intenzionali che onorano i miei valori e le mie priorità.
3. Confido che dando la priorità a ciò che è veramente importante, sto creando una vita che amo.

Venerdì 5 settembre 2025

1. Lascio andare le distrazioni e mi concentro su ciò che conta veramente per me.
2. Oggi do la priorità alle persone, alle attività e ai momenti in linea con i miei valori.
3. Confido che concentrandomi su ciò che è importante mi sentirò realizzato e in pace.

Sabato 6 settembre 2025

1. Semplifico la mia vita concentrandomi su ciò che mi porta gioia e soddisfazione.

2. Oggi faccio scelte intenzionali che onorano i miei valori e le mie priorità.

3. Confido che dando la priorità a ciò che conta, creerò una vita più significativa.

Domenica 7 settembre 2025

1. Mi concentro su ciò che è veramente importante, lasciando andare le distrazioni e lo stress.

2. Oggi do la priorità alle attività e alle relazioni che mi portano pace e gioia.

3. Confido nella mia capacità di creare una vita in linea con i miei valori fondamentali.

Attività di riflessione settimanale:

Questa settimana, prova a **"Sfida sulla definizione delle priorità"**. Ogni giorno, identifica una cosa che conta veramente per te, che si tratti di una relazione, di un'attività o di un obiettivo personale. Concentra il tuo tempo e le tue energie su quella priorità, lasciando andare tutto ciò che non serve i tuoi valori. Alla fine della settimana, rifletti su come concentrarti su ciò che conta ha portato più semplicità e scopo nella tua vita.

Settimana 2: Creare un ritmo quotidiano pacifico

Un ritmo quotidiano pacifico ti consente di vivere in modo più intenzionale e consapevole. Questa settimana concentrati sulla creazione di una routine che favorisca la calma e l'equilibrio nella tua vita.

Affermazioni quotidiane

Lunedì 8 settembre 2025

1. Creo un ritmo quotidiano pacifico che porta calma ed equilibrio nella mia vita.
2. Oggi mi concentro sulla costruzione di una routine che favorisca il mio benessere.
3. Confido che rallentando troverò pace e chiarezza.

Martedì 9 settembre 2025

1. Abbraccio un ritmo quotidiano pacifico che mi permette di vivere intenzionalmente.

2. Oggi mi concentro sulla creazione di una routine che supporti la mia salute fisica e mentale.

3. Confido che trovando l'equilibrio mi sentirò più sereno e soddisfatto.

Mercoledì 10 settembre 2025

1. Creo un ritmo quotidiano che porti gioia, pace ed equilibrio nella mia vita.

2. Oggi mi concentro sulla costruzione di una routine che nutre il mio corpo, la mia mente e la mia anima.

3. Confido nel potere della routine per portare calma e chiarezza nella mia vita.

Giovedì 11 settembre 2025

1. Abbraccio un ritmo quotidiano che mi permette di vivere con più consapevolezza e serenità.

2. Oggi mi concentro sulla costruzione di una routine che supporti il mio benessere e la mia felicità.

3. Confido che creando un ritmo pacifico, troverò più gioia ed equilibrio.

Venerdì 12 settembre 2025

1. Creo una routine quotidiana che porti pace ed equilibrio nella mia vita.

2. Oggi mi concentro sulla costruzione di un ritmo che nutre il mio corpo, la mia mente e il mio spirito.

3. Confido che abbracciando un ritmo quotidiano pacifico mi sentirò più equilibrato e realizzato.

Sabato 13 settembre 2025

1. Creo un ritmo quotidiano pacifico che supporti il mio benessere e la mia felicità

2. Oggi mi concentro sul vivere in modo più intenzionale e consapevole la mia routine.

3. Confido che rallentando e creando equilibrio, troverò più pace e gioia.

Domenica 14 settembre 2025

1. Abbraccio un ritmo quotidiano che coltiva pace, equilibrio e gioia nella mia vita.
2. Oggi mi concentro sulla creazione di una routine che porti calma e chiarezza nella mia giornata.
3. Confido che vivendo in modo più intenzionale mi sentirò più sereno e realizzato.

Attività di riflessione settimanale:

Questa settimana, esercitati a **"Rituale pacifico di routine".** Ogni giorno, crea un momento di pace nella tua routine quotidiana, attraverso la meditazione, la respirazione profonda o semplicemente rallentando per goderti i pasti. Alla fine della settimana, rifletti su come la costruzione di un ritmo quotidiano pacifico ha influito sul tuo senso di calma ed equilibrio.

Settimana 3: Lasciare andare lo stress inutile

Lo stress spesso deriva dal trattenere cose di cui non abbiamo bisogno. Questa settimana concentrati sul lasciar andare lo stress inutile e sulla ricerca di modi per semplificarti la vita.

Affermazioni quotidiane

Lunedì 15 settembre 2025

1. Lascio andare lo stress inutile e abbraccio la pace e la semplicità.
2. Oggi mi concentro sul rilasciare tutto ciò che non serve più al mio benessere.
3. Confido che lasciando andare lo stress, creerò spazio per la pace e la gioia.

Martedì 16 settembre 2025

1. Libero tutto lo stress inutile dalla mia vita, facendo spazio alla pace.
2. Oggi mi concentro sulla semplificazione della mia vita lasciando andare ciò che non mi serve più.
3. Confido nella mia capacità di creare una vita di pace ed equilibrio rilasciando lo stress.

Mercoledì 17 settembre 2025

1. Lascio andare lo stress e creo spazio per la pace e la chiarezza nella mia vita.
2. Oggi mi concentro sulla semplificazione della mia vita e sul rilascio di tutto ciò che causa stress inutile.
3. Confido che lasciando andare, troverò più pace e felicità.

Giovedì 18 settembre 2025

1. Rilascio tutto lo stress inutile e abbraccio una vita più semplice e pacifica.
2. Oggi mi concentro sul lasciare andare tutto ciò che prosciuga la mia energia o causa stress.
3. Confido nella mia capacità di semplificare la mia vita e creare più pace ed equilibrio.

Venerdì 19 settembre 2025

1. Lascio andare lo stress e mi concentro sul vivere una vita pacifica e intenzionale.

2. Oggi rilascio tutto ciò che causa preoccupazioni o tensioni inutili.

3. Confido che lasciando andare lo stress mi sentirò più equilibrato e gioioso.

Sabato 20 settembre 2025

1. Rilascio lo stress e abbraccio una vita di pace, semplicità ed equilibrio.

2. Oggi mi concentro sul lasciare andare tutto ciò che non serve più al mio benessere.

3. Confido che semplificando la mia vita creerò più pace e felicità.

Domenica 21 settembre 2025

1. Lascio andare lo stress e mi concentro sul vivere una vita di pace e chiarezza.

2. Oggi rilascio tutto ciò che causa preoccupazioni o tensioni inutili nella mia vita.

3. Confido che lasciando andare mi sentirò più equilibrato, pacifico e soddisfatto.

Attività di riflessione settimanale:

Questa settimana, prova a **"Pratica di rilascio dello stress".** Ogni giorno, concentrati sul rilascio di una fonte di stress inutile nella tua vita, che si tratti di un compito, di una preoccupazione o di un carico emotivo. Usa la respirazione profonda, l'inserimento nel diario o la consapevolezza per lasciare andare questi fattori di stress. Alla fine della settimana, rifletti su come lasciare andare ha alleggerito il tuo carico emotivo e portato più pace nella tua vita.

Settimana 4: godersi le semplici gioie della vita

I piaceri semplici della vita sono spesso i più appaganti. Questa settimana concentrati sul goderti i piccoli e semplici momenti di gioia che portano pace e felicità nella tua vita.

Affermazioni quotidiane

Lunedì 22 settembre 2025

1. Abbraccio le gioie semplici della vita e trovo la felicità nelle piccole cose.

2. Oggi mi concentro sul rallentare e sul godermi la bellezza di ogni momento.

3. Confido che apprezzando i piaceri semplici della vita mi sentirò più realizzato e in pace.

Martedì 23 settembre 2025

1. Trovo gioia nei momenti semplici della vita, sapendo che portano la vera felicità.

2. Oggi mi concentro sull'apprezzamento delle piccole cose che mi portano gioia e pace.

3. Confido nel potere della semplicità per portare più felicità e soddisfazione nella mia vita.

Mercoledì 24 settembre 2025

1. Abbraccio le gioie semplici della vita e permetto loro di portarmi pace e felicità.

2. Oggi mi concentro sul rallentare e sul godermi i piccoli momenti che portano gioia.

3. Confido che trovando la felicità nella semplicità mi sentirò più realizzato e gioioso.

Giovedì 25 settembre 2025

1. Trovo pace e felicità nei momenti semplici della vita.

2. Oggi mi concentro sull'apprezzamento delle piccole gioie che mi danno soddisfazione.

3. Confido che abbracciando la semplicità creerò più pace e soddisfazione nella mia vita.

Venerdì 26 settembre 2025

1. Abbraccio la bellezza e la gioia dei momenti semplici della vita.

2. Oggi mi concentro sulla ricerca della felicità nelle piccole cose che mi portano pace e gioia.

3. Confido che apprezzando la semplicità creerò una vita più significativa e gioiosa.

Sabato 27 settembre 2025

1. Trovo gioia nei piccoli momenti, sapendo che portano pace e soddisfazione.
2. Oggi mi concentro sul rallentare e sull'apprezzare i piaceri semplici della vita.
3. Confido che abbracciando le gioie semplici, creerò più felicità nella mia vita.

Domenica 28 settembre 2025

1. Abbraccio le gioie semplici della vita e trovo la felicità nelle piccole cose.
2. Oggi mi concentro sul godere della bellezza di ogni momento e sul vivere consapevolmente.
3. Confido che apprezzando i piaceri semplici della vita mi sentirò più sereno e contento.

Attività di riflessione settimanale:

Questa settimana, esercitati a **"Diario delle gioie semplici".** Ogni giorno, scrivi i piccoli e semplici momenti che ti hanno portato gioia, che si tratti di una tazza di caffè mattutina, di una passeggiata tranquilla o di una conversazione significativa. Alla fine della settimana, rifletti su come questi semplici piaceri hanno portato pace, gioia e soddisfazione nella tua vita.

Affermazioni quotidiane

Lunedì 29 settembre 2025

1. Abbraccio le gioie semplici della vita, trovando pace e felicità in ogni momento.
2. Oggi mi concentro sull'apprezzamento delle piccole cose che mi danno gioia e appagamento.
3. Confido che rallentando e godendomi i piaceri semplici della vita, mi sentirò più soddisfatto.

Martedì 30 settembre 2025

1. Trovo gioia nei piccoli momenti, sapendo che portano vera pace e felicità.
2. Oggi abbraccio i piaceri semplici della vita, sapendo che mi portano gioia e soddisfazione.
3. Confido che apprezzando le gioie semplici, vivrò una vita più pacifica e gioiosa.

Esercizio mensile di riflessione e pianificazione

Mentre settembre volge al termine, rifletti su come semplificare la tua vita e concentrarti su ciò che conta veramente abbia portato pace ed equilibrio. Considera come lasciare andare lo stress e goderti i piaceri semplici ha arricchito la tua vita.

Attività di riflessione:

Crea un **"Diario di riflessione sulla semplicità"**. Annota i momenti di questo mese in cui ti sei sentito più sereno e realizzato. Rifletti su come concentrarti sulla semplicità abbia portato più gioia e chiarezza nella tua vita e su come puoi continuare a semplificare e rallentare il progresso.

Pianificazione per il futuro:

1. Stabilisci 2-3 nuovi obiettivi per continuare a semplificare la tua vita nel prossimo mese.
2. Identifica un'area in cui puoi lasciare andare lo stress o le distrazioni inutili.

3. Rifletti su come puoi continuare a dare priorità a ciò che conta veramente e goderti le semplici gioie della vita.

Ottobre

Coraggio e superare le paure

Tema: Affrontare le sfide della vita con coraggio

Questo mese si concentra sulla coltivazione del coraggio e sul superamento delle paure che ti trattengono. Affrontando le sfide con coraggio e abbracciando nuove esperienze, continuerai a crescere e a scoprire la tua forza interiore. Ogni settimana concentrati sulla ricerca del coraggio per andare avanti nella vita con fiducia.

Settimana 1: superare la paura e il dubbio

La paura e il dubbio spesso possono impedirci di raggiungere il nostro pieno potenziale. Questa settimana concentrati sul riconoscimento delle tue paure e dei tuoi dubbi, quindi trova il coraggio di superarli.

Affermazioni quotidiane

Mercoledì 1 ottobre 2025

1. Rilascio la paura e il dubbio, confidando nella mia forza per superare qualsiasi sfida.
2. Oggi affronto le mie paure con fiducia, sapendo che sono capace di superarle.

3. Confido nella mia capacità di superare la paura e trovare il successo dall'altra parte.

Giovedì 2 ottobre 2025

1. Ho il coraggio di superare ogni paura o dubbio che mi si presenta.
2. Oggi riconosco le mie paure, ma non lascio che mi controllino.
3. Confido che il coraggio mi guiderà attraverso ogni sfida.

Venerdì 3 ottobre 2025

1. Scelgo il coraggio piuttosto che la paura, sapendo che sono più forte dei miei dubbi.
2. Oggi abbraccio le mie paure come opportunità di crescita e forza.
3. Confido nella mia capacità di superare la paura e andare avanti con fiducia.

Sabato 4 ottobre 2025

1. Ho la forza e il coraggio per affrontare qualsiasi sfida mi si presenti davanti.
2. Oggi mi concentro sul rilasciare i miei dubbi e sull'entrare nel mio potere.
3. Confido che, superando le mie paure, diventerò più forte ogni giorno.

Domenica 5 ottobre 2025

1. Rilascio ogni dubbio e faccio un passo avanti con coraggio e fiducia.
2. Oggi affronto le mie paure a testa alta, sapendo di avere la forza per superarle.
3. Confido nella mia capacità di affrontare le sfide della vita con coraggio e determinazione.

Lunedì 6 ottobre 2025

1. Non ho paura di fronte alle sfide, sapendo di avere il potere di superarle.
2. Oggi abbraccio il coraggio e vado oltre i miei dubbi e le mie paure.

3. Confido nella mia forza per superare la paura e raggiungere i miei obiettivi.

Martedì 7 ottobre 2025

1. Scelgo il coraggio piuttosto che la paura, sapendo di avere il potere di superare qualsiasi ostacolo.
2. Oggi affronto i miei dubbi con fiducia, sapendo che sono più forte delle mie paure.
3. Confido nella mia capacità di superare la paura e di esprimere il mio pieno potenziale.

Attività di riflessione settimanale:

Questa settimana, prova a **"Rituale di liberazione dalla paura".** Ogni giorno, scrivi una paura o un dubbio che ti ha trattenuto. Dopo averlo scritto, esercitati a lasciarlo andare, attraverso la meditazione, l'inserimento nel diario o semplicemente agendo verso il tuo obiettivo nonostante la paura. Alla fine della settimana, rifletti su come liberare queste paure ti ha aiutato ad andare avanti con coraggio.

Settimana 2: abbracciare nuove esperienze con coraggio

Le nuove esperienze possono intimidire, ma portano anche crescita e opportunità. Questa settimana concentrati sull'uscire dalla tua zona di comfort e sull'abbracciare nuove sfide con coraggio.

Affermazioni quotidiane

Mercoledì 8 ottobre 2025

1. Abbraccio nuove esperienze con coraggio, sapendo che portano crescita e gioia.
2. Oggi esco dalla mia zona di comfort con sicurezza, confidando nella mia capacità di avere successo.
3. Confido che abbracciando l'ignoto, scoprirò nuove forze dentro di me.

Giovedì 9 ottobre 2025

1. Ho il coraggio di abbracciare nuove sfide ed esperienze con fiducia.

2. Oggi accolgo l'ignoto con cuore aperto, sapendo che porterà alla crescita.

3. Confido che uscire dalla mia zona di comfort porterà nuove opportunità di successo.

Venerdì 10 ottobre 2025

1. Sono coraggioso di fronte alle nuove esperienze, confidando nella mia capacità di adattamento e di crescita.

2. Oggi accolgo nuove sfide con coraggio, sapendo che mi avvicinano ai miei obiettivi.

3. Confido nel potere delle nuove esperienze per aiutarmi a scoprire nuovi punti di forza.

Sabato 11 ottobre 2025

1. Affronto nuove esperienze con coraggio, sapendo che mi aiuteranno a crescere.

2. Oggi affronto nuove sfide con fiducia, confidando nella mia capacità di avere successo.

3. Confido che abbracciando nuove esperienze, scoprirò nuovi aspetti di me stesso.

Domenica 12 ottobre 2025

1. Accolgo nuove esperienze con il cuore aperto, sapendo che portano crescita e opportunità.
2. Oggi affronto nuove sfide con coraggio, confidando nella mia capacità di superarle.
3. Confido che le nuove esperienze mi aiuteranno a crescere e prosperare in modi inaspettati.

Lunedì 13 ottobre 2025

1. Ho il coraggio di abbracciare nuove sfide e opportunità con fiducia.
2. Oggi esco dalla mia zona di comfort, confidando nel fatto che avrò successo.
3. Confido nella mia capacità di affrontare nuove esperienze con coraggio e grazia.

Martedì 14 ottobre 2025

1. Sono coraggioso di fronte alle nuove esperienze, sapendo che portano crescita e forza.
2. Oggi accolgo nuove sfide con fiducia, confidando nella mia capacità di prosperare.

3. Confido che abbracciando l'ignoto scoprirò nuove possibilità e punti di forza.

Attività di riflessione settimanale:

Questa settimana, esercitati a **"Sfida a passi coraggiosi."** Ogni giorno, fai un piccolo passo fuori dalla tua zona di comfort, che si tratti di provare una nuova attività, incontrare nuove persone o affrontare un compito che hai evitato. Alla fine della settimana, rifletti su come questi piccoli atti di coraggio ti hanno aiutato a crescere e a sentirti più sicuro nell'abbracciare nuove esperienze.

Settimana 3: Imparare e crescere attraverso le sfide

Le sfide sono opportunità di crescita, anche quando sembrano difficili. Questa settimana concentrati su come le sfide possono insegnarti lezioni preziose e aiutarti a diventare più forte.

Affermazioni quotidiane

Mercoledì 15 ottobre 2025

1. Divento più forte con ogni sfida che affronto, sapendo che ognuna porta lezioni preziose.
2. Oggi mi concentro sull'imparare dalle sfide della vita e usarle come opportunità di crescita.
3. Confido che ogni sfida mi avvicini ai miei obiettivi e rafforzi la mia resilienza.

Giovedì 16 ottobre 2025

1. Imparo e cresco attraverso ogni sfida, sapendo che mi aiuta a diventare più forte.
2. Oggi abbraccio le difficoltà della vita come opportunità di crescita e trasformazione.
3. Confido che, superando le sfide, diventerò la versione migliore di me stesso.

Venerdì 17 ottobre 2025

1. Abbraccio le sfide come opportunità per imparare
    e crescere.
2. Oggi affronto le difficoltà con fiducia, sapendo
    che mi renderanno più forte.
3. Confido che ogni sfida che incontro sia
    un'opportunità di crescita e successo.

Sabato 18 ottobre 2025

1. Divento più forte con ogni sfida che supero,
    sapendo che ognuna porta lezioni preziose.
2. Oggi accolgo le sfide della vita come opportunità
    per imparare e crescere.
3. Confido che, superando le difficoltà, diventerò
    più resiliente e capace.

Domenica 19 ottobre 2025

1. Imparo e cresco da ogni sfida, sapendo che mi
    aiuta a sviluppare forza e resilienza.
2. Oggi mi concentro sull'imparare dalle difficoltà
    della vita e usarle come opportunità di crescita.

3. Confido che ogni sfida mi avvicini a diventare il meglio di me stesso.

Lunedì 20 ottobre 2025

1. Abbraccio le sfide come opportunità per diventare più forte e più resiliente.
2. Oggi affronto le difficoltà con fiducia, sapendo che mi aiutano a imparare e a crescere.
3. Confido che ogni sfida che supero sia un passo verso il diventare più capace e fiducioso.

Martedì 21 ottobre 2025

1. Imparo lezioni preziose da ogni sfida che affronto, sapendo che ognuna mi aiuta a crescere.
2. Oggi accolgo le sfide come opportunità per apprendere e sviluppare nuovi punti di forza.
3. Confido che, superando le difficoltà della vita, sto costruendo un sé più forte e più resiliente.

Attività di riflessione settimanale:

Questa settimana, prova a **"Diario della crescita attraverso le sfide"**. Ogni giorno, rifletti su una sfida che hai affrontato e scrivi ciò che hai imparato da essa. Concentrati su come questa sfida ti ha aiutato a diventare più forte o a sviluppare nuove competenze. Alla fine della settimana, rivedi il tuo diario e rifletti su come queste lezioni ti hanno trasformato in una persona più resiliente.

Settimana 4: Celebra il tuo spirito coraggioso

Questa settimana, prenditi del tempo per celebrare il tuo coraggio e i progressi che hai fatto. Hai affrontato le tue paure, abbracciato nuove esperienze e cresciuto attraverso le sfide: ora è il momento di riconoscere il tuo spirito coraggioso.

Affermazioni quotidiane

Mercoledì 22 ottobre 2025

1. Celebro il mio coraggio e la forza che mi ha portato durante il mio viaggio.

2. Oggi riconosco il coraggio che ho dimostrato nel superare la paura e le sfide.

3. Confido nel mio spirito coraggioso per continuare a guidarmi attraverso le avventure della vita.

Giovedì 23 ottobre 2025

1. Sono orgoglioso del coraggio che ho dimostrato nell'affrontare le sfide della vita.

2. Oggi celebro la forza e la resilienza che derivano dal superare le mie paure.

3. Confido nel mio cuore coraggioso per aiutarmi a superare ogni sfida che incontro.

Venerdì 24 ottobre 2025

1. Onoro il coraggio che ho dimostrato nell'accettare nuove esperienze e sfide.
2. Oggi celebro il coraggio che mi ha aiutato a crescere e prosperare.
3. Confido nel mio spirito coraggioso per continuare a guidarmi verso il successo e la felicità.

Sabato 25 ottobre 2025

1. Sono orgoglioso del mio coraggio e della forza che mi ha dato per tutta la vita.
2. Oggi riconosco il coraggio che ho dimostrato nell'affrontare le difficoltà della vita.
3. Confido nella mia capacità di continuare ad abbracciare il coraggio mentre avanzo nella vita.

Domenica 26 ottobre 2025

1. Celebro il mio spirito coraggioso e la forza che mi ha dato.

2. Oggi mi concentro sul onorare il coraggio che mi ha aiutato a superare la paura e il dubbio.

3. Confido nella mia forza interiore per continuare a guidarmi attraverso le sfide della vita.

Lunedì 27 ottobre 2025

1. Sono orgoglioso del coraggio che ho dimostrato nell'affrontare le paure e le sfide della vita.

2. Oggi celebro il coraggio che mi ha aiutato a crescere e ad avere successo.

3. Confido nel mio cuore coraggioso che continuerà a guidarmi verso nuove avventure.

Martedì 28 ottobre 2025

1. Onoro il coraggio che ho dimostrato nel superare le sfide e nell'abbracciare nuove esperienze.

2. Oggi celebro il coraggio che mi ha aiutato a diventare più forte e più fiducioso.

3. Confido nel mio spirito coraggioso per continuare a guidarmi verso una vita piena di scopo e gioia.

Attività di riflessione settimanale:

Questa settimana, esercitati a **"Rituale di celebrazione del coraggio".** Ogni giorno, prenditi del tempo per riflettere su un momento della tua vita in cui hai mostrato coraggio, sia che si trattasse di superare una paura, di accettare una nuova sfida o di affrontare una situazione difficile. Alla fine della settimana, celebra il tuo spirito coraggioso riconoscendo quanta strada hai fatto e la forza che hai acquisito.

Affermazioni quotidiane

Mercoledì 29 ottobre 2025

1. Celebro il coraggio che ho dimostrato nell'affrontare le sfide e le paure della vita.
2. Oggi mi concentro sul onorare il coraggio che mi ha portato fin qui nel mio viaggio.
3. Confido nel mio spirito coraggioso per continuare a guidarmi verso la crescita e il successo.

Giovedì 30 ottobre 2025

1. Sono orgoglioso del coraggio che ho dimostrato nell'accettare nuove esperienze e sfide.
2. Oggi celebro la forza e il coraggio che mi hanno aiutato a crescere e prosperare.
3. Confido nella mia capacità di continuare ad affrontare la vita con coraggio e fiducia.

Venerdì 31 ottobre 2025

1. Celebro il mio spirito coraggioso e il coraggio che ho dimostrato nel corso della mia vita.
2. Oggi rifletto sulle sfide che ho superato e sulla crescita che ho ottenuto attraverso il coraggio.
3. Confido nella mia forza interiore per continuare a guidarmi verso una vita appagante e coraggiosa.

Esercizio mensile di riflessione e pianificazione

Mentre ottobre volge al termine, prenditi del tempo per riflettere sul coraggio che hai coltivato durante tutto il mese. Considera come affrontare le tue paure, abbracciare nuove esperienze e superare le sfide ti ha aiutato a diventare più forte e più resiliente.

Attività di riflessione:

Crea un **"Collage di coraggio."** Raccogli simboli, parole o immagini che rappresentano il coraggio che hai dimostrato nel corso della tua vita. Usa questo collage come promemoria del tuo spirito coraggioso e della forza che hai acquisito superando la paura e il dubbio.

Pianificazione per il futuro:

1. Stabilisci 2-3 nuovi obiettivi per continuare ad affrontare le sfide della vita con coraggio nel prossimo mese.
2. Identifica un'area della tua vita in cui vorresti esercitare più coraggio e sicurezza.
3. Rifletti su come puoi continuare ad abbracciare nuove esperienze e sfide con coraggio, sapendo che portano crescita e successo.

Novembre

Gratitudine e consapevolezza

Tema: Praticare la gratitudine quotidiana

Questo mese è incentrato sulla coltivazione del senso di gratitudine e consapevolezza. Abbracciando il momento presente e concentrandoti sulle benedizioni della vita, puoi trovare gioia ogni giorno. Attraverso la pratica della gratitudine, scoprirai una connessione più profonda con te stesso e il mondo che ti circonda.

Settimana 1: abbracciare il momento presente

La consapevolezza significa vivere nel presente e apprezzare ogni momento così come arriva. Questa settimana concentrati sull'essere pienamente presente nella tua vita quotidiana e sull'abbracciare la bellezza del qui e ora.

Affermazioni quotidiane

Sabato 1 novembre 2025

1. Abbraccio il momento presente, trovando la pace nell'essere pienamente qui.

2. Oggi mi concentro sull'essere consapevole di ogni esperienza, sapendo che ogni momento è prezioso.

3. Confido che vivendo nel presente troverò maggiore gioia e contentezza.

Domenica 2 novembre 2025

1. Sono pienamente presente in ogni momento, apprezzando la vita mentre si svolge.

2. Oggi lascio andare le preoccupazioni sul passato o sul futuro e mi concentro sul qui e ora.

3. Confido che abbracciando il presente troverò più pace e gioia nella mia vita.

Lunedì 3 novembre 2025

1. Scelgo di vivere nel presente, trovando pace e appagamento in ogni momento.

2. Oggi mi concentro sull'essere consapevole di ogni esperienza, sapendo che arricchisce la mia vita.

3. Confido che rimanendo presente, scoprirò più gioia e soddisfazione.

Martedì 4 novembre 2025

1. Sono pienamente presente nella mia vita, trovando gioia nella semplicità di ogni momento.
2. Oggi mi concentro sull'essere consapevole della bellezza che mi circonda, apprezzando la vita così com'è.
3. Confido che abbracciando il momento presente mi sentirò più connesso e in pace.

Mercoledì 5 novembre 2025

1. Scelgo di vivere il presente, apprezzando ogni momento come un dono.
2. Oggi mi concentro sull'essere pienamente consapevole delle mie esperienze, sapendo che mi danno gioia.
3. Confido che rimanendo presente mi sentirò più realizzato e contento nella mia vita.

Giovedì 6 novembre 2025

1. Abbraccio il momento presente, sapendo che è dove risiedono pace e gioia.
2. Oggi mi concentro sull'essere consapevole di ciò che mi circonda e delle mie esperienze, trovando appagamento nel qui e ora.
3. Confido che vivendo nel presente mi sentirò più in pace con me stesso e con il mondo che mi circonda.

Venerdì 7 novembre 2025

1. Sono pienamente presente nella mia vita, abbracciando ogni momento con gratitudine e consapevolezza.
2. Oggi mi concentro sull'essere consapevole di ogni esperienza, sapendo che arricchisce la mia vita.
3. Confido che rimanendo presente troverò più gioia e soddisfazione nella mia vita quotidiana.

Attività di riflessione settimanale:

Questa settimana, esercitati a **"Diario dei momenti consapevoli".** Ogni giorno, scrivi un momento in cui ti sei sentito pienamente presente. Rifletti su come essere consapevole di quel momento ti ha aiutato ad apprezzare la vita più profondamente. Alla fine della settimana, rivedi il tuo diario e nota come restare presenti abbia portato più pace e gioia nella tua vita.

Settimana 2: Trovare la gioia in ogni giorno

La gioia può essere trovata anche nei più piccoli momenti della vita. Questa settimana concentrati sul notare e apprezzare le piccole cose che portano felicità nella tua giornata.

Affermazioni quotidiane

Sabato 8 novembre 2025

1. Trovo gioia nei piccoli momenti, sapendo che portano felicità nella mia vita.

2. Oggi mi concentro sull'apprezzamento delle piccole cose che mi danno gioia e soddisfazione.

3. Confido che trovando gioia in ogni giorno, creerò una vita piena di felicità.

Domenica 9 novembre 2025

1. Scelgo di vedere la gioia in ogni momento, sapendo che la vita è piena di piccole benedizioni.

2. Oggi mi concentro sull'apprezzamento delle piccole cose che mi fanno sorridere e sentire grato.

3. Confido che trovando gioia in ogni giorno, creerò più felicità e pace nella mia vita.

Lunedì 10 novembre 2025

1. Trovo gioia nei momenti semplici, sapendo che portano felicità e soddisfazione nella mia vita.

2. Oggi mi concentro sull'apprezzamento delle piccole cose che mi portano gioia e pace.

3. Confido che notando le piccole benedizioni mi sentirò più grato e contento.

Martedì 11 novembre 2025

1. Trovo gioia nei momenti quotidiani della vita, sapendo che mi portano pace e felicità.
2. Oggi mi concentro sull'apprezzamento delle piccole cose che portano gioia e soddisfazione nella mia giornata.
3. Confido che notando le piccole benedizioni della vita mi sentirò più contento e grato.

Mercoledì 12 novembre 2025

1. Scelgo di vedere la gioia in ogni giorno, sapendo che la vita è piena di piccoli momenti di felicità.
2. Oggi mi concentro sull'apprezzamento delle piccole cose che mi fanno sorridere e sentire felice.
3. Confido che trovando gioia nei momenti quotidiani mi sentirò più grato e realizzato.

Giovedì 13 novembre 2025

1. Trovo gioia nei momenti semplici della vita, sapendo che portano felicità e pace.

2. Oggi mi concentro sul notare le piccole cose che portano gioia e contentezza nella mia giornata.

3. Confido che apprezzando le piccole benedizioni della vita mi sentirò più realizzato e in pace.

Venerdì 14 novembre 2025

1. Scelgo di trovare gioia in ogni giorno, sapendo che la vita è piena di piccoli momenti di felicità.

2. Oggi mi concentro sull'apprezzamento delle piccole cose che mi fanno sentire felice e grato.

3. Confido che notando le piccole benedizioni della vita mi sentirò più contento e in pace.

Attività di riflessione settimanale:

Questa settimana, crea un file **"Lista della gioia quotidiana"**. Ogni giorno, scrivi una piccola cosa che ti ha portato gioia, che si tratti di una conversazione, di un momento di pace o di un semplice piacere. Alla fine della settimana, rifletti su come questi piccoli momenti di gioia hanno portato più felicità e gratitudine nella tua vita.

Settimana 3: Concentrarsi sulle benedizioni della vita

La gratitudine ci consente di concentrarci sulle benedizioni che già abbiamo. Questa settimana, prenditi del tempo per riflettere sui molti modi in cui la vita ti ha benedetto e concentrati sul sentirti grato per ciascuno di essi.

Affermazioni quotidiane

Sabato 15 novembre 2025

1. Mi concentro sulle benedizioni della mia vita, sentendomi grato per tutto ciò che ho.
2. Oggi mi prendo del tempo per apprezzare i molti modi in cui la vita mi ha benedetto.
3. Confido che concentrandomi sulla gratitudine mi sentirò più gioioso e contento.

Domenica 16 novembre 2025

1. Sono grato per le benedizioni nella mia vita, sia grandi che piccole.
2. Oggi mi concentro sul sentirmi grato per i molti modi in cui la vita mi ha benedetto.
3. Confido che praticando la gratitudine attirerò ancora più benedizioni nella mia vita.

Lunedì 17 novembre 2025

1. Sono grato per le tante benedizioni che riempiono la mia vita di gioia e abbondanza.
2. Oggi mi concentro sull'apprezzamento delle benedizioni che ho, sapendo che la gratitudine porta più gioia.
3. Confido che concentrandomi sulle benedizioni della vita mi sentirò più contento e soddisfatto.

Martedì 18 novembre 2025

1. Mi concentro sulle benedizioni della mia vita, sentendomi grato per tutto il bene che mi circonda.

2. Oggi mi prendo del tempo per riflettere sui molti modi in cui la vita mi ha benedetto con gioia e pace.

3. Confido che praticando la gratitudine mi sentirò più connesso all'abbondanza della vita.

Mercoledì 19 novembre 2025

1. Sono grato per le tante benedizioni che riempiono la mia vita di amore e gioia.

2. Oggi mi concentro sul sentirmi grato per le benedizioni che mi circondano.

3. Confido che concentrandomi sulla gratitudine attirerò ancora più benedizioni nella mia vita.

Giovedì 20 novembre 2025

1. Sono grato per le benedizioni nella mia vita, sia grandi che piccole.

2. Oggi mi concentro sul sentirmi grato per i molti modi in cui la vita mi ha benedetto con pace e gioia.

3. Confido che praticando la gratitudine mi sentirò più gioioso e contento.

Venerdì 21 novembre 2025

1. Mi concentro sulle benedizioni della mia vita, sentendomi grato per tutto il bene che mi circonda.
2. Oggi mi prendo del tempo per apprezzare le benedizioni che ho e la gioia che mi portano.
3. Confido che concentrandomi sulla gratitudine mi sentirò più sereno e soddisfatto.

Attività di riflessione settimanale:

Questa settimana, esercitati a **"Meditazione della gratitudine".** Ogni giorno, trascorri qualche minuto a riflettere sulle benedizioni della tua vita, che si tratti della salute, delle relazioni o dei semplici piaceri che ti danno gioia. Alla fine della settimana, rifletti su come concentrarti sulle benedizioni della vita abbia approfondito il tuo senso di gratitudine e appagamento.

Settimana 4: approfondire la pratica della gratitudine

La gratitudine è una pratica permanente che porta pace, gioia e soddisfazione. Questa settimana, concentrati sull'approfondimento della tua pratica della gratitudine trovando nuovi modi per esprimere gratitudine e apprezzamento per la vita che ti è stata data.

Affermazioni quotidiane

Sabato 22 novembre 2025

1. Approfondisco la mia pratica della gratitudine apprezzando ogni giorno le benedizioni della vita.
2. Oggi mi concentro sulla ricerca di nuovi modi per esprimere grazie per la gioia nella mia vita.
3. Confido che praticando la gratitudine mi sentirò più realizzato e connesso al mondo che mi circonda.

Domenica 23 novembre 2025

1. Abbraccio la gratitudine come pratica quotidiana, sapendo che porta gioia e pace.

2. Oggi mi concentro sulla ricerca di nuovi modi per esprimere gratitudine per tutto ciò che ho.

3. Confido che approfondendo la mia pratica della gratitudine mi sentirò più gioioso e contento.

Lunedì 24 novembre 2025

1. Approfondisco la mia pratica della gratitudine apprezzando le benedizioni della vita in modi nuovi.

2. Oggi mi concentro sulla ricerca di nuovi modi per esprimere grazie per la gioia nella mia vita.

3. Confido che praticando la gratitudine mi sentirò più connesso all'abbondanza che mi circonda.

Martedì 25 novembre 2025

1. Abbraccio la gratitudine come uno stile di vita, sapendo che porta pace e soddisfazione.

2. Oggi mi concentro sull'esprimere gratitudine per le benedizioni della mia vita in modi significativi.

3. Confido che approfondendo la mia pratica della gratitudine attirerò ancora più benedizioni.

Mercoledì 26 novembre 2025

1. Approfondisco la mia pratica della gratitudine trovando nuovi modi per esprimere apprezzamento per le benedizioni della vita.

2. Oggi mi concentro sul ringraziare per tutta la gioia e l'abbondanza della mia vita.

3. Confido che praticando la gratitudine mi sentirò più realizzato e connesso al mondo che mi circonda.

Giovedì 27 novembre 2025

1. Abbraccio la gratitudine come pratica quotidiana, sapendo che porta pace e gioia.

2. Oggi mi concentro sull'esprimere ringraziamenti per tutte le benedizioni della mia vita.

3. Confido che approfondendo la mia pratica della gratitudine mi sentirò più gioioso e contento.

Venerdì 28 novembre 2025

1. Approfondisco la mia pratica della gratitudine apprezzando le benedizioni della vita in modi nuovi e significativi.

2. Oggi mi concentro sul ringraziare per tutta l'abbondanza nella mia vita.

3. Confido che praticando la gratitudine attirerò ancora più gioia e pace nella mia vita.

Attività di riflessione settimanale:

Questa settimana, crea un file **"Diario della gratitudine"**. Ogni giorno, scrivi tre cose per cui sei grato e rifletti su come hanno portato gioia, pace o soddisfazione nella tua vita. Alla fine della settimana, rivedi ciò che hai scritto e nota come l'approfondimento della pratica della gratitudine ha influito sul tuo senso di pace e appagamento.

Affermazioni quotidiane

Sabato 29 novembre 2025

1. Approfondisco la pratica della gratitudine apprezzando ogni giorno le benedizioni della mia vita.
2. Oggi mi concentro sulla ricerca di nuovi modi per esprimere gratitudine per la gioia e l'abbondanza che mi circondano.
3. Confido che praticando la gratitudine mi sentirò più sereno e realizzato.

Domenica 30 novembre 2025

1. Abbraccio la gratitudine come uno stile di vita, sapendo che porta pace e gioia.
2. Oggi mi concentro sull'esprimere ringraziamenti per tutte le benedizioni della mia vita.

3. Confido che approfondendo la mia pratica della gratitudine mi sentirò più felice e connesso.

Esercizio mensile di riflessione e pianificazione

Mentre novembre volge al termine, prenditi del tempo per riflettere su come praticare la gratitudine e la consapevolezza abbia portato più gioia e pace nella tua vita. Considera come abbracciare il momento presente, trovare gioia nelle piccole cose e concentrarsi sulle benedizioni della vita hanno arricchito la tua esperienza quotidiana.

Attività di riflessione:

Crea un **"Collage della gratitudine".** Raccogli parole, immagini o simboli che rappresentano le cose per cui sei più grato. Usa questo collage per ricordare l'abbondanza e la gioia che la gratitudine porta nella tua vita.

Pianificazione per il futuro:

1. Stabilisci 2-3 nuovi obiettivi per continuare la pratica della gratitudine nel prossimo mese.

2. Identifica un'area della tua vita in cui vorresti concentrare maggiore gratitudine e apprezzamento.

3. Rifletti su come puoi continuare a praticare consapevolezza e gratitudine, portando più pace e gioia nella tua vita quotidiana.

Dicembre

Riflessione e celebrazione

Tema: Onorare il tuo viaggio e la tua crescita

Con l'avvicinarsi della fine dell'anno, dicembre è il momento della riflessione e della celebrazione. Questo mese concentrati sull'onorare il tuo viaggio, sulla celebrazione dei traguardi personali e sulla preparazione per un nuovo anno pieno di speranza e gioioso. Riflettendo sui tuoi risultati e sulla tua crescita, preparerai il terreno per un futuro appagante.

Settimana 1: Riflessione sui risultati dell'anno

La riflessione ci consente di riconoscere la nostra crescita e i nostri risultati. Questa settimana, prenditi del tempo per riflettere sui successi e sui risultati che hai ottenuto durante tutto l'anno.

Affermazioni quotidiane

Lunedì 1 dicembre 2025

1. Rifletto sui miei risultati, sentendomi orgoglioso dei progressi che ho fatto quest'anno.
2. Oggi mi concentro sul riconoscimento della mia crescita e sulla celebrazione dei miei successi.

3. Confido che riflettendo sui miei successi mi sentirò più grato e soddisfatto.

Martedì 2 dicembre 2025

1. Onoro i risultati che ho ottenuto durante tutto l'anno, riconoscendo la mia crescita.
2. Oggi rifletto sui miei successi e sono orgoglioso dei progressi che ho fatto.
3. Confido che riflettendo sui miei successi, otterrò un apprezzamento più profondo per il mio viaggio.

Mercoledì 3 dicembre 2025

1. Celebro i miei successi, sapendo che rappresentano il mio duro lavoro e la mia dedizione.
2. Oggi rifletto sui successi che ho riscontrato e sulle lezioni che ho imparato.
3. Confido che, riconoscendo la mia crescita, mi sentirò più grato per i progressi che ho fatto.

Giovedì 4 dicembre 2025

1. Rifletto sui miei successi con orgoglio, sapendo che rappresentano la mia forza e perseveranza.
2. Oggi mi concentro sulla celebrazione dei progressi che ho fatto durante tutto l'anno.
3. Confido che riflettendo sul mio viaggio, acquisirò una comprensione più profonda della mia crescita.

Venerdì 5 dicembre 2025

1. Celebro i miei successi e la crescita che mi hanno portato durante tutto l'anno.
2. Oggi rifletto sui miei successi e mi sento orgoglioso dei progressi che ho fatto.
3. Confido che riflettendo sui miei successi mi sentirò più grato e soddisfatto.

Sabato 6 dicembre 2025

1. Onoro i miei risultati, sapendo che riflettono il mio duro lavoro e la mia determinazione.

2. Oggi mi prendo del tempo per riflettere sulla mia crescita e sui progressi che ho fatto quest'anno.

3. Confido che riflettendo sui miei successi, apprezzerò di più il mio viaggio.

Domenica 7 dicembre 2025

1. Celebro i miei successi, sapendo che rappresentano la mia crescita e la mia resilienza.

2. Oggi rifletto sui progressi che ho fatto e mi sento orgoglioso del mio viaggio.

3. Confido che riflettendo sui miei successi mi sentirò più grato e soddisfatto.

Attività di riflessione settimanale:

Questa settimana, crea un **"Diario di riflessione sui risultati"**. Ogni giorno, scrivi un risultato o un successo che hai riscontrato quest'anno. Rifletti su come ti ha aiutato a crescere e quali lezioni hai imparato. Alla fine della settimana, rivedi il tuo diario e celebra i tuoi risultati con gratitudine e orgoglio.

Settimana 2: Celebrare i traguardi personali

I traguardi personali sono momenti da celebrare. Questa settimana concentrati sul riconoscimento dei traguardi importanti che hai raggiunto quest'anno e onora la crescita e la trasformazione che rappresentano.

Affermazioni quotidiane

Lunedì 8 dicembre 2025

1. Celebro i traguardi personali che ho raggiunto quest'anno, sapendo che rappresentano crescita e progresso.
2. Oggi mi prendo del tempo per onorare i momenti importanti del mio viaggio e mi sento orgoglioso dei miei risultati.
3. Confido che celebrando i miei traguardi mi sentirò più grato e soddisfatto.

Martedì 9 dicembre 2025

1. Onoro i traguardi che ho raggiunto, sapendo che rappresentano la mia dedizione e perseveranza.

2. Oggi mi concentro sulla celebrazione dei traguardi personali che mi hanno portato gioia e crescita.

3. Confido che, riconoscendo i miei traguardi, mi sentirò più riconoscente per il mio viaggio.

Mercoledì 10 dicembre 2025

1. Celebro i traguardi personali che ho raggiunto, sapendo che rappresentano la mia forza e determinazione.

2. Oggi mi prendo del tempo per riconoscere i momenti importanti della mia vita e onorare la mia crescita.

3. Confido che celebrando i miei traguardi mi sentirò più grato e soddisfatto.

Giovedì 11 dicembre 2025

1. Onoro i traguardi che ho raggiunto, sapendo che riflettono il mio duro lavoro e la mia dedizione.

2. Oggi celebro i momenti personali che mi hanno portato crescita e trasformazione.

3. Confido che, riconoscendo i miei traguardi, mi sentirò più riconoscente per il mio viaggio.

Venerdì 12 dicembre 2025

1. Celebro i traguardi personali che ho raggiunto, sapendo che rappresentano la mia forza e resilienza.
2. Oggi mi prendo del tempo per riflettere sui momenti importanti che hanno plasmato il mio viaggio.
3. Confido che onorando i miei traguardi mi sentirò più grato e soddisfatto.

Sabato 13 dicembre 2025

1. Celebro i miei traguardi, sapendo che rappresentano la mia crescita e il mio progresso.
2. Oggi mi concentro sul riconoscimento dei momenti personali che mi hanno portato gioia e trasformazione.
3. Confido che celebrando i miei traguardi, mi sentirò più riconoscente per il mio viaggio.

Domenica 14 dicembre 2025

1. Onoro i traguardi che ho raggiunto quest'anno, sapendo che rappresentano la mia dedizione e perseveranza.
2. Oggi mi prendo del tempo per celebrare i momenti personali che mi hanno portato crescita e successo.
3. Confido che riconoscendo i miei traguardi mi sentirò più grato e soddisfatto.

Attività di riflessione settimanale:

Questa settimana, crea un file **"Diario delle celebrazioni delle pietre miliari".** Ogni giorno, scrivi un traguardo personale che hai raggiunto quest'anno, piccolo o grande che sia. Rifletti su come questo traguardo ha plasmato il tuo viaggio e celebra la tua crescita. Alla fine della settimana, rivedi il tuo diario e prenditi del tempo per onorare questi momenti importanti.

Settimana 3: Prepararsi per un felice anno nuovo

Con l'avvicinarsi del nuovo anno, è importante prepararsi con intenzione e gioia. Questa settimana concentrati sulla definizione degli obiettivi, sulla pianificazione e sulla visione di un anno gioioso e appagante.

Affermazioni quotidiane

Lunedì 15 dicembre 2025

1. Mi preparo al nuovo anno con gioia, fissando propositi che portino felicità e realizzazione.

2. Oggi mi concentro sulla creazione di un piano per il prossimo anno che sia in linea con i miei valori e obiettivi.

3. Confido che, definendo intenzioni gioiose, creerò un anno pieno di scopo e felicità.

Martedì 16 dicembre 2025

1. Mi preparo con entusiasmo al nuovo anno,
   sapendo che porterà nuove opportunità di
   crescita.
2. Oggi stabilisco obiettivi in linea con i miei valori
   e che portano gioia nella mia vita.
3. Confido che preparandomi per il nuovo anno con
   intenzione, creerò un anno gioioso e appagante.

Mercoledì 17 dicembre 2025

1. Stabilisco intenzioni per il nuovo anno che
   portino gioia, scopo e realizzazione nella mia
   vita.
2. Oggi mi concentro sulla preparazione per il
   prossimo anno con entusiasmo e speranza.
3. Confido che fissando obiettivi gioiosi, creerò un
   anno pieno di felicità e successo.

Giovedì 18 dicembre 2025

1. Mi preparo per il nuovo anno con gioia, fissando obiettivi in linea con i miei valori e che portino soddisfazione.

2. Oggi mi concentro sulla creazione di un piano per il prossimo anno che supporti la mia crescita e la mia felicità.

3. Confido che preparandomi per il nuovo anno con intenzione, creerò una vita gioiosa e propositiva.

Venerdì 19 dicembre 2025

1. Fisso propositi gioiosi per il nuovo anno, sapendo che porteranno felicità e soddisfazione.

2. Oggi mi concentro sulla preparazione per il prossimo anno con entusiasmo e speranza.

3. Confido che fissando obiettivi gioiosi, creerò un anno pieno di scopo e successo.

Sabato 20 dicembre 2025

1. Mi preparo al nuovo anno con gioia, fissando propositi che portino felicità e crescita nella mia vita.
2. Oggi mi concentro sulla creazione di un piano per il prossimo anno che sia in linea con i miei valori e obiettivi.
3. Confido che preparandomi per il nuovo anno con intenzione, creerò un futuro gioioso e appagante.

Domenica 21 dicembre 2025

1. Mi pongo obiettivi gioiosi per il nuovo anno, sapendo che porteranno felicità e soddisfazione.
2. Oggi mi concentro sulla preparazione per il prossimo anno con entusiasmo e ottimismo.
3. Confido che, definendo le intenzioni per il nuovo anno, creerò una vita gioiosa e propositiva.

Attività di riflessione settimanale:

Questa settimana, crea un file **"Diario delle intenzioni di Capodanno."** Ogni giorno, scrivi un'intenzione o un obiettivo che hai per il prossimo anno. Rifletti su come questa intenzione porterà gioia, scopo o realizzazione nella tua vita. Alla fine della settimana, rivedi il tuo diario e sentiti entusiasta delle possibilità che il nuovo anno riserva.

Settimana 4: Guardare avanti con speranza

La fine dell'anno è il momento per guardare avanti con speranza e ottimismo. Questa settimana, concentrati sulla visione di un futuro luminoso e sulla speranza per le possibilità che ti attendono.

Affermazioni quotidiane

Lunedì 22 dicembre 2025

1. Guardo al futuro con speranza, sapendo che offre infinite possibilità.
2. Oggi mi concentro sulla sensazione di speranza ed entusiasmo per le opportunità che ci attendono.

3. Confido che guardando avanti con ottimismo creerò un futuro luminoso e appagante.

Martedì 23 dicembre 2025

1. Aspetto con speranza il nuovo anno, sapendo che porta nuove opportunità di crescita e gioia.
2. Oggi mi concentro sul sentirmi ottimista ed entusiasta delle possibilità che il futuro riserva.
3. Confido che guardando avanti con speranza, creerò una vita gioiosa e appagante.

Mercoledì 24 dicembre 2025

1. Abbraccio il futuro con speranza, sapendo che offre infinite possibilità di gioia e crescita.
2. Oggi mi concentro sulla sensazione di speranza e ottimismo riguardo alle opportunità che ci attendono.
3. Confido che guardando avanti con ottimismo creerò un futuro luminoso e appagante.

Giovedì 25 dicembre 2025

1. Guardo al futuro con speranza, sapendo che offre nuove opportunità di felicità e successo.

2. Oggi mi concentro sul sentirmi entusiasta e fiducioso riguardo alle possibilità che il nuovo anno offre.

3. Confido che guardando avanti con ottimismo, creerò una vita piena di gioia e di scopo.

Venerdì 26 dicembre 2025

1. Abbraccio il futuro con speranza e ottimismo, sapendo che offre infinite possibilità di crescita.

2. Oggi mi concentro sul sentirmi entusiasta e fiducioso riguardo alle opportunità che il nuovo anno offre.

3. Confido che guardando avanti con speranza creerò una vita luminosa e gioiosa.

Sabato 27 dicembre 2025

1. Aspetto con ansia il nuovo anno con speranza, sapendo che riserva nuove opportunità di felicità e successo.

2. Oggi mi concentro sulla sensazione di speranza e ottimismo riguardo alle possibilità che il futuro riserva.

3. Confido che guardando avanti con speranza, creerò una vita gioiosa e appagante.

Domenica 28 dicembre 2025

1. Abbraccio il futuro con speranza ed entusiasmo, sapendo che offre infinite possibilità di gioia e crescita.

2. Oggi mi concentro sul sentirmi ottimista riguardo alle opportunità che il nuovo anno offre.

3. Confido che guardando avanti con speranza, creerò una vita piena di scopo e felicità.

Attività di riflessione settimanale:

Questa settimana, crea un file **"Diario della visione futura"**. Ogni giorno, scrivi una speranza o un sogno che hai per il futuro. Rifletti su come questa visione ti porta speranza ed eccitazione. Alla fine della settimana, rivedi il tuo diario e sentiti ispirato dalle possibilità che il futuro riserva.

Affermazioni quotidiane

Lunedì 29 dicembre 2025

1. Guardo al futuro con speranza, sapendo che offre infinite possibilità di gioia e crescita.
2. Oggi mi concentro sulla speranza e sull'ottimismo riguardo alle opportunità che il nuovo anno porterà.
3. Confido che guardando avanti con speranza, creerò una vita gioiosa e appagante.

Martedì 30 dicembre 2025

1. Abbraccio il futuro con speranza, sapendo che offre nuove opportunità di felicità e successo.
2. Oggi mi concentro sul sentirmi entusiasta e fiducioso riguardo alle possibilità che il nuovo anno offre.
3. Confido che guardando avanti con ottimismo creerò un futuro luminoso e appagante.

Mercoledì 31 dicembre 2025

1. Aspetto con speranza il nuovo anno, sapendo che riserva nuove opportunità di gioia e di crescita.
2. Oggi mi sento entusiasta e ottimista riguardo al futuro, confidando che porterà felicità e successo.
3. Confido che guardando avanti con speranza creerò una vita piena di gioia, scopo e realizzazione.

Esercizio mensile di riflessione e pianificazione

Con la fine di dicembre, prenditi del tempo per riflettere sul tuo viaggio durante tutto l'anno e celebrare la crescita e i risultati che hai ottenuto. Attendo con ansia il nuovo anno con speranza, sapendo che porta nuove opportunità di gioia, crescita e realizzazione.

Attività di riflessione:

Crea un **"Diario di riflessione di fine anno".** Annota i tuoi più grandi risultati, i traguardi personali e le lezioni che hai imparato quest'anno. Rifletti su quanto sei arrivato lontano e quanto sei cresciuto. Usa questo diario come promemoria della tua forza e resilienza mentre avanzi nel nuovo anno.

Pianificazione per il futuro:

1. Stabilisci 2-3 nuovi obiettivi per il nuovo anno che portino gioia, crescita e soddisfazione.
2. Identifica un'area della tua vita in cui vorresti concentrare più attenzione ed energia nel prossimo anno.

3. Rifletti su come puoi continuare a celebrare la tua crescita e guardare avanti con speranza mentre entri nel nuovo anno.

Conclusione

Abbracciare le affermazioni per il futuro

Durante il tuo viaggio in questo anno di affermazioni quotidiane, probabilmente hai vissuto momenti di riflessione, gioia, pace e crescita personale. La pratica delle affermazioni non è limitata a un solo anno: è uno strumento che puoi portare con te per il resto della tua vita. Abbracciando affermazioni positive, crei una mentalità che ti consente di continuare a crescere, guarire e prosperare, indipendentemente dall'età.

Le affermazioni ci aiutano a ricordarci che la bellezza della vita non si trova nella perfezione, ma nei piccoli momenti di pace, gioia e connessione che riempiono le nostre giornate. Mentre guardi al futuro, sappi che queste affermazioni possono essere una costante fonte di incoraggiamento. Ti guideranno attraverso le sfide, ti solleveranno nei momenti di dubbio e ti ricorderanno la forza che porti dentro.

Il futuro è luminoso e ogni giorno offre una nuova opportunità per praticare l'amor proprio, la gratitudine e la resilienza. Mentre continui ad abbracciare le affermazioni, lascia che servano come un faro di luce, ricordandoti che, qualunque cosa la vita porti, hai il potere di scegliere positività, speranza e gioia. Le affermazioni ti consentono di riscrivere la narrazione della tua vita in un modo che onori la tua saggezza, forza e bellezza del tuo viaggio.

Il potere della positività nella vita successiva

La positività ha un potere di trasformazione, soprattutto nei nostri anni da senior. Invecchiando, spesso affrontiamo nuove sfide, siano esse fisiche, emotive o sociali. Ma con la giusta mentalità, possiamo affrontare queste sfide con grazia, resilienza e un incrollabile senso di scopo.

Pensare positivo non significa ignorare le difficoltà della vita; piuttosto, si tratta di scegliere come rispondere ad essi. Concentrandoci su ciò che possiamo controllare – il nostro atteggiamento, la nostra prospettiva e le nostre scelte quotidiane – ci autorizziamo a vivere ogni giorno con ottimismo e pace.

Il potere della positività in età avanzata è innegabile. Gli studi dimostrano che gli anziani che mantengono una prospettiva positiva sperimentano un miglioramento della salute mentale e fisica, connessioni sociali più forti e un maggiore senso di benessere. Una mentalità positiva può ridurre lo stress, rafforzare il sistema immunitario e persino aumentare la durata della vita.

Incorporare le affermazioni quotidiane nella tua routine è uno dei modi più efficaci per coltivare una mentalità positiva. Ogni affermazione serve come un gentile promemoria per concentrarti sul bene, per celebrare i tuoi punti di forza e per trovare la gioia nel momento presente. Attraverso queste affermazioni, puoi spostare la tua mentalità da paura o incertezza a speranza, gratitudine e resilienza.

Mentre avanzi nella vita, ricorda che la positività è una scelta, una scelta che può portare immensa pace, gioia e soddisfazione. Le affermazioni contenute in questo libro sono solo l'inizio. Ora hai gli strumenti per continuare a coltivare la positività nella tua vita, qualunque cosa riservi il futuro.

Continuando il tuo viaggio di gioia

Quest'anno è stato un viaggio pieno di autoriflessione, crescita e innumerevoli momenti di gioia. Quando raggiungi la conclusione di questo libro, sappi che il tuo viaggio non finisce qui. La pratica delle affermazioni è uno strumento permanente che continuerà a supportarti nel trovare gioia, pace e scopo ogni giorno.

Le affermazioni sono più che semplici parole; sono un riflesso delle credenze e dei valori che modellano la tua vita. Continuando a praticare le affermazioni quotidiane, rimarrai connesso alla gioia e alla saggezza che ogni giorno offre. Scoprirai anche che le affermazioni ti aiutano ad affrontare le sfide della vita con maggiore resilienza e grazia, ricordandoti la tua forza interiore.

Mentre continui il tuo viaggio, ti incoraggio a rivisitare le affermazioni che ti hanno maggiormente colpito. Rifletti sui temi che ti hanno portato più pace e portali avanti nel prossimo capitolo della tua vita. Che sia attraverso la gratitudine, il coraggio, la resilienza o l'amore, continua a coltivare la gioia che giace dentro di te.

Ricorda, la vita non è una questione di perfezione: si tratta di abbracciare ogni momento, ogni sfida e ogni successo con un cuore aperto e una mente positiva. Hai il potere di creare una vita piena di significato, scopo e gioia. Lascia che questo libro serva a ricordarci che ogni giorno è un'opportunità per vivere con intenzione, gratitudine e pace.

* 9 7 9 8 3 4 5 7 6 2 6 3 9 *